ひと目でわかる
乳腺エコー

杉山　髙　浜松南病院

医療科学社

執筆協力者

中村元哉　　浜松南病院エコー室
佐藤慎祐　　同上
氏次初枝　　同上

自　序

　乳がん検診の必要性が声高に叫ばれ，マンモグラフィーが市民権を得てから結構なときが過ぎた．この背景を横目に乳がん検診におけるエコーの威力を日々実感している一人として，その有用性を多くの人たちに知ってもらえればとの想いから，2008年4月，『表在エコーの実学―乳腺・甲状腺・その他―』（2008年，医療科学社）を上梓した．これは『体表エコーの実践』（1993年，医療科学社）の改訂版として著したものである．今回，もう少しコンパクトにしたもので要点を網羅し主な症例の呈示があれば，とのご意見をいただき早速取り組んだのがこの小冊子である．

　乳腺エコーを行う上で知っておきたい基本事項にはじまり，良性，悪性のチェックポイント，代表症例をチョイスしまとめたものである．この中で使用したエコー写真の多くは前著からの引用であるが，症例のevidenceや，乳房X線撮影に関する項目は割愛してある．あくまでも「乳腺エコーがひと目でわかる」ことに趣をおいてあるため，初めて乳腺エコーに取り組まれる先生に，こまめにページを繰ってもらいたいとの思いから見開きとし見やすさに努めてみた．

　さて，乳がん検診の必要性は一般の多くの人たちが理解してはいるものの，受診率向上には未だ遠いものがあるのが現状と思われる．この直接的理由とはいえないが，マンモグラフィー検査は乳房が痛いからと心配される声もきかれる．筆者は以前より乳がん検診は最初にエコーを行い，異常所見がみられた場合，精密検査を視触診，マンモグラフィーで行うのがresnableと考えている．医療における検査手順を考えるとき，痛みがなく，害がなく，簡便な方法が検査として最初に選択されるべきものと考えるからである．しかし現実は，リスクを伴ったX線検査が最初に選択されている現状を考えると，その理由には納得いくものもある．エコー検査ほど主観的で，技術的差のばらつきの多い検査も少ないからである．エコーに携わる一人としてこの事実を重く受け止め，マンモグラフィーのように市民権が得られる検査としての地道なトレーニングを惜しみなく続ける必要があると考えている．そのためのお役に，この小冊子が何らかの意義を果たすことができれば誠にうれしい限りである．

　本書をまとめるにあたり御理解と御教示くださった花井洋行IBOセンター長，渡邊文利院長に深謝申し上げます．

2011年8月吉日
浜松南病院　杉山　髙

目 次

第1章　基礎　　1

超音波装置 …………………………………………………………… 2
画像調整機構 ………………………………………………………… 4
画像の拡大率 ………………………………………………………… 7
画像の記録例 ………………………………………………………… 8
乳腺エコーで用意するもの ………………………………………… 9
乳腺の基本走査法 …………………………………………………… 10
走査の仕方 …………………………………………………………… 12
乳房領域と画像表示 ………………………………………………… 14
胸壁ラインと身体の名称 …………………………………………… 16
乳腺画像表示と得られるエコー像 ………………………………… 18
乳腺腫瘤の超音波用語 ……………………………………………… 22
腫瘤性病変の用語と解説 …………………………………………… 28
　　a．形状・28
　　b．境界部・32
　　c．境界の性状・34
　　d．乳腺の境界線・36
　　e．内部エコー・38
　　f．エコーレベル・40
　　g．高エコースポット・42
　　h．嚢胞と液面形成・44
　　i．音響的所見・46
　　j．外側陰影・48
　　k．縦横比・50
　　l．随伴所見・52

乳腺疾患における超音波診断のガイドライン ……………………… 56
カテゴリー …………………………………………………………… 58

第2章　臨床　　　　　　　　　　　　　　　　　　　　61

乳腺 ……………………………………………………………… 62
乳腺の走査と正常像およびポイント …………………………… 66
正常乳腺のいろいろ ……………………………………………… 68
各年代における乳腺像 …………………………………………… 72
乳腺エコーのピットホール ……………………………………… 74

良性疾患

乳腺における良性疾患のチェックポイント …………………… 80
〈症例〉　乳腺症・82
　　　　術後乳腺腫瘤・84
　　　　乳管内乳頭腫，囊胞内乳頭腫・85
　　　　乳腺囊胞・86
　　　　線維腺腫・88
　　　　葉状腫瘍・90
　　　　乳腺炎・91
　　　　乳瘤・92
　　　　炎症性偽腫瘍・92
　　　　肉芽腫・93
　　　　過誤腫・93
　　　　脂肪腫・94
　　　　乳房異物・95
　　　　女性化乳房症・96

悪性疾患

乳癌の発生 ……………………………………………………… 98
乳腺腫瘍の組織的分類 ………………………………………… 100
浸潤性乳癌のチェックポイント ……………………………… 102
〈症例〉　乳頭腺管癌・104
　　　　　充実腺管癌・106
　　　　　硬癌・108
　　　　　浸潤性小葉癌・110
　　　　　粘液癌・112
　　　　　髄様癌・114
　　　　　扁平上皮癌・115
　　　　　アポクリン癌・116
　　　　　乳管癌・116
　　　　　悪性リンパ腫・117
　　　　　パジェット病・118
　　　　　男性乳癌・119
非浸潤性乳癌のチェックポイント …………………………… 120
〈症例〉　非浸潤癌・122
乳癌所属リンパ節 ……………………………………………… 126
腋窩部など所属リンパ節走査とエコー像およびポイント … 127
腋窩部リンパ節腫大のチェックポイント …………………… 128
〈症例〉　腋窩部正常リンパ節・129
　　　　　腋窩部リンパ節腫大・130
傍胸骨の横断面からみるリンパ節 …………………………… 132
傍胸骨の走査と正常像およびポイント ……………………… 133
傍胸骨リンパ節腫大のチェックポイント …………………… 134
〈症例〉　傍胸骨リンパ節腫大・135
参考文献・136
索引・137

VI

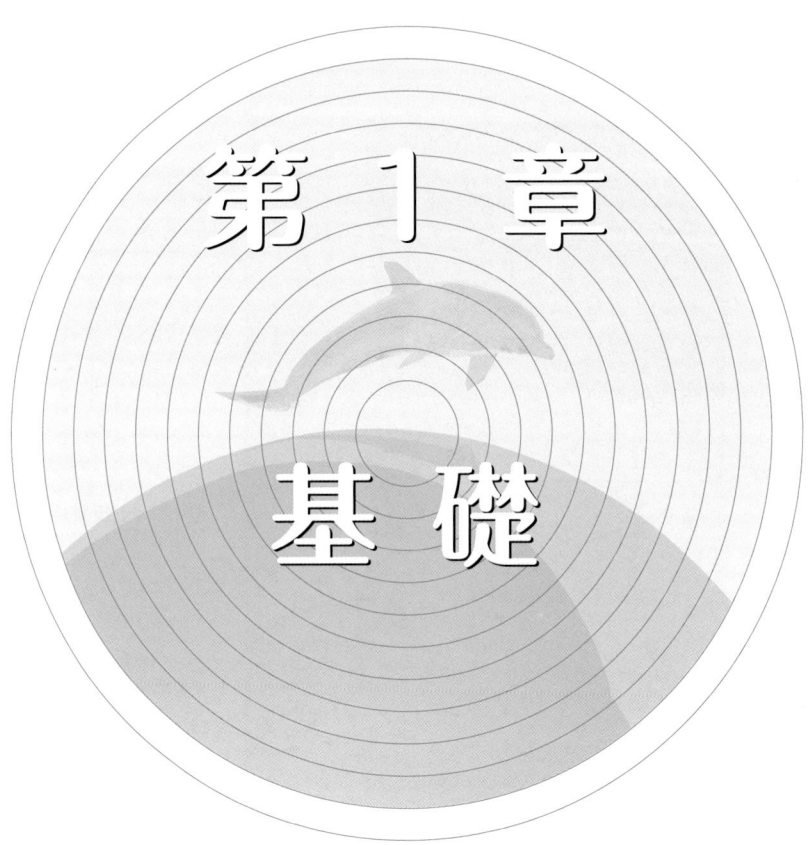

超音波装置

- **超音波装置**

　最近の超音波装置には腹部用のコンベックス型探触子，乳腺・甲状腺などの表在臓器を検査するリニア型探触子，それに心臓用のセクタ型探触子が取り付けられるようになっている．装置を購入する際には必要に応じ探触子を用意するとよい．図は超音波装置と各探触子について示す．

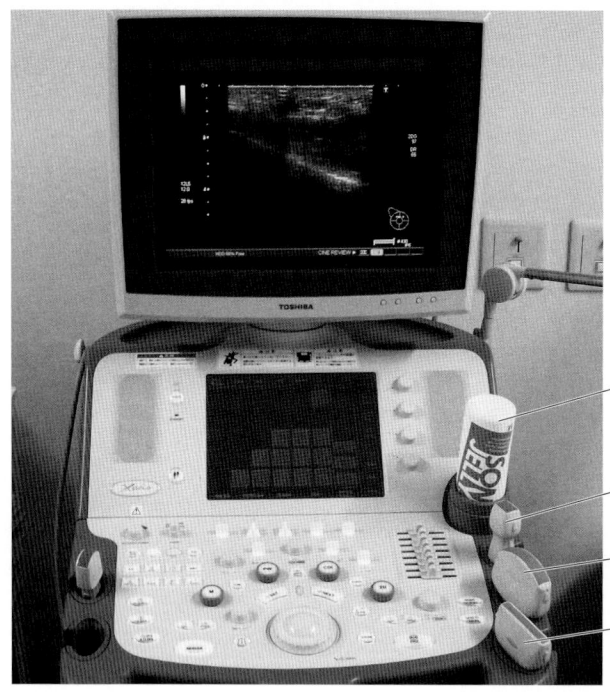

超音波装置と探触子

・リニア型探触子
　リニア型探触子の構造は，振動子，整合層，バッキング材それに音響レンズからなっている．これらの働きについて示す．
1. 振動子は圧電素子からなり，電圧を加えると超音波を発生し，超音波を電圧に変換する性質がある．この性質を利用し生体内を映像として可視化している．
2. 整合層は振動子と生体とのマッチングの役目をしている．
3. バッキング材はパルス幅を短くし画像を鮮明にする役目をしている．
4. 音響レンズは振動子の前面にあり超音波ビームを集束させる働きをしている．
　図はリニア型探触子とその構造を示す．

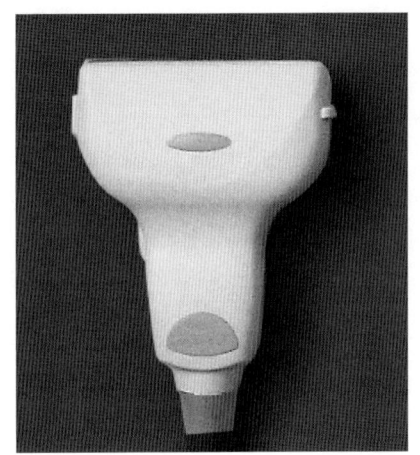 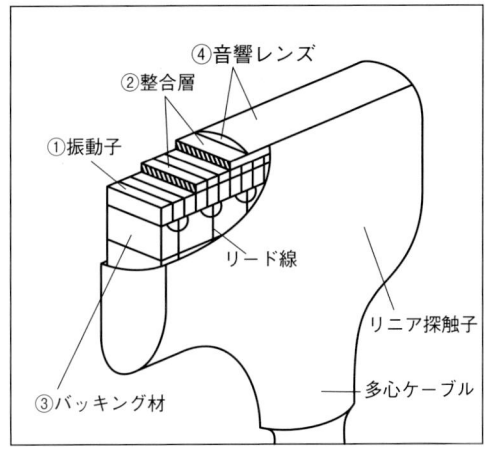

リニア型探触子とその構造

画像調整機構

よい検査をするには超音波装置のパネルにある調節ツマミと作用について知っておく必要がある．これら調整機構について示す．

・ダイナミックレンジ

ダイナミックレンジdynamic range（DR）はモニタに表示される画像のコントラストを調整する機構で，数値を大きくするとコントラストの低い軟らかい画像に（図a），小さくするとコントラストの高い硬い画像になる（図c）．通常はDR50から60の値で使用している（図b）．これら画像の差について同一例で示す．この調整は一度適正な条件に設定すれば後の調整はほとんどする必要はない．

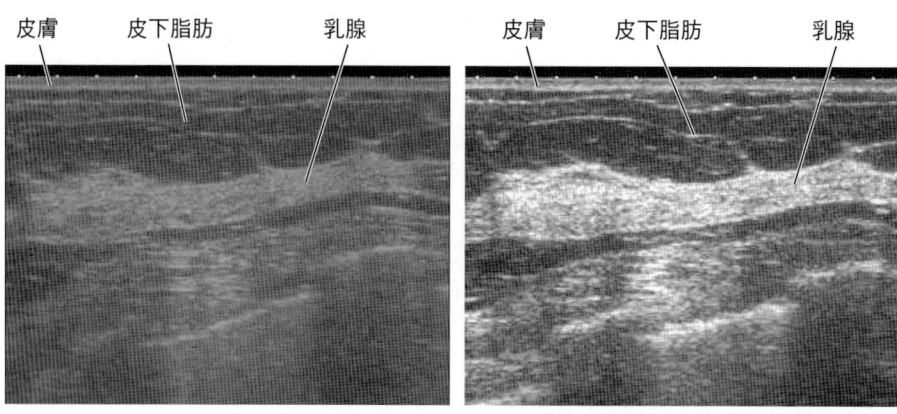

図a ダイナミックレンジが広い（軟らかい像）
（DR90）

図b ダイナミックレンジが適性
（DR55）

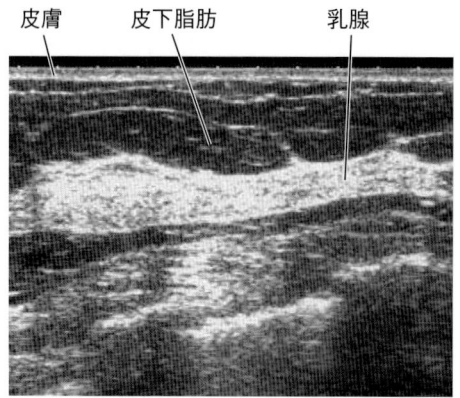

図c ダイナミックレンジが狭い（硬い像）
（DR35）

- **ゲイン（利得）**

  ゲインgainは，モニタに表示される画像全体の明るさを均一に上下させ調整するもので，リアルタイムで描出される画像に注目し画像の明暗により常にゲインの調整をする．ゲインを変化させたときの画像について同一例で示す．

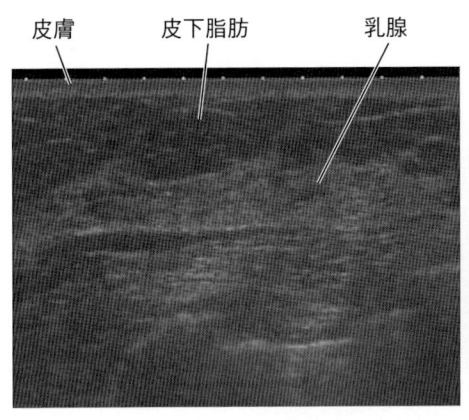

図a　ゲインが低い場合　　　　　　　　　図b　適正なゲイン

- ゲインが低いと皮膚・皮下脂肪・乳腺の全体が暗い像になる．

- 適正なゲインでは皮膚・皮下脂肪・乳腺が鮮明な像として描出される．

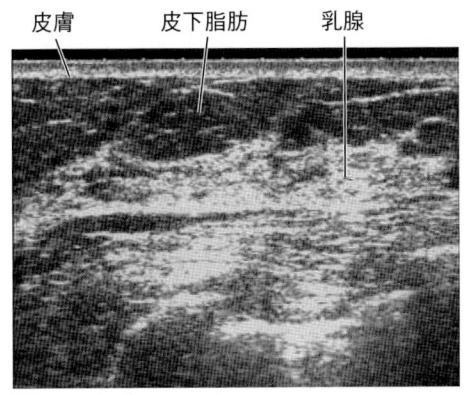

図c　ゲインが高い場合

- ゲインが高いと皮下脂肪・乳腺の全体が明るすぎる像になる．

・フォーカスの調整
　フォーカスは超音波ビームの焦点距離を調整するもので，モニタに表示された注目する部位の深さにフォーカスを設定する．乳腺では2cmくらいである．

・モニタの調整
　モニタの調整は使用する部屋の明るさに応じ，ブライトネスbrightness，コントラストcontrastの順に調整を行う．このとき装置の電源を入れ，モニタが暖まったところで行うことがマニュアルで定められている．この調整は経年変化（劣化）や検査室の環境などの影響を考慮し，常に同じ画像で観察できるようにしておくことが大切である．

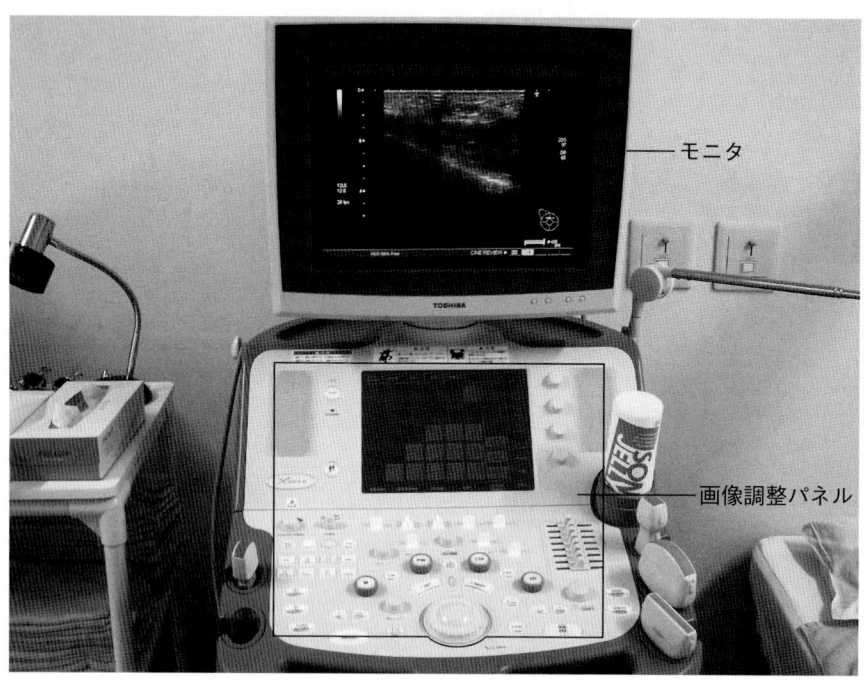

超音波装置のモニタと画像調整パネル

画像の拡大率

画像は大きくても小さくても観察しづらいものである．検査のたびに拡大率を変えたり，検者によっても拡大率が異なると経過観察などで不向きな場合がある．このため各施設で画像の拡大率を決めておくとよい．

・拡大率を変化させた乳腺像

拡大率の小さい乳腺像を図aに，中等度の乳腺像を図bに，拡大率の大きな乳腺像を図cに示す．日常では腫瘍の大きさによっては拡大率を変えて検査することもときには大切である．

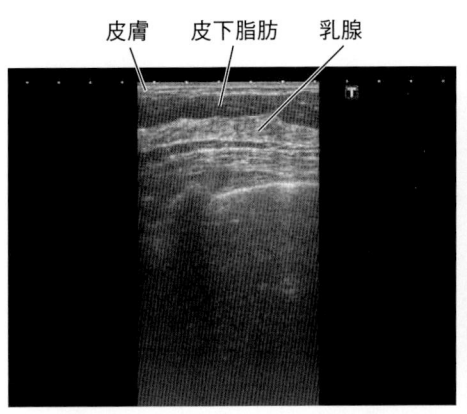

図a 拡大率の小さな乳腺像

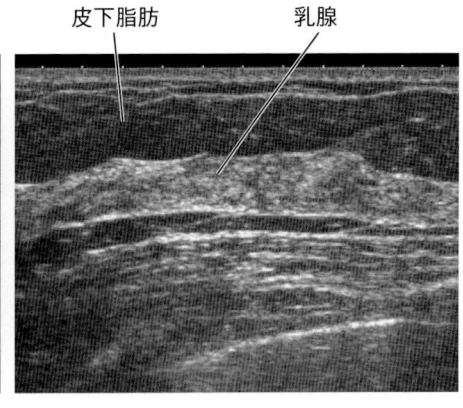

図b 拡大率の中等度な乳腺像

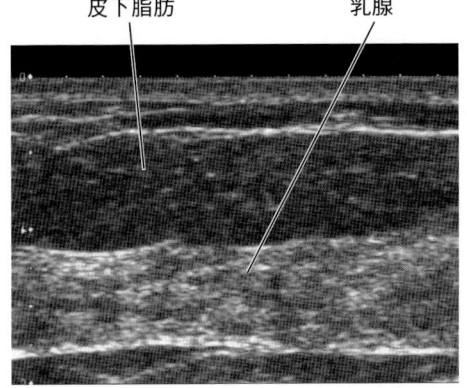

図c 拡大率の大きな乳腺像

画像の記録例

・**オンラインによる画像記録**

画像記録の方法にはプリンタ，DVDなどといったものやオンラインによる画像記録などがある．ここではオンラインによる方法について示す．

1. 超音波装置のモニタに表示されたデータは，装置パネルのスイッチをワンタッチで記録できる．
2. 画像はDICOM（Digital Imaging and Communication in Medicine）サーバに記録される．
3. 画像の再生は瞬時に可能で，読影およびレポートの作成が容易である．
・DICOM接続された画像は，院内のどの端末からも参照でき，レポート作成時には，必要な画像の貼り付けも可能である．

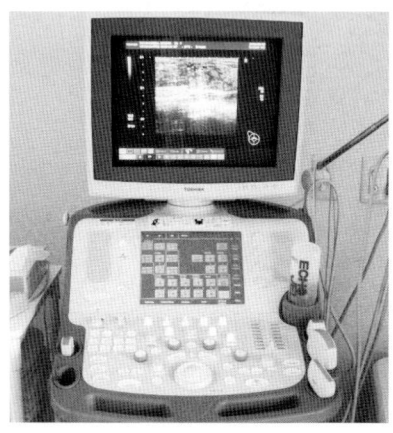
超音波装置とDICOMで接続

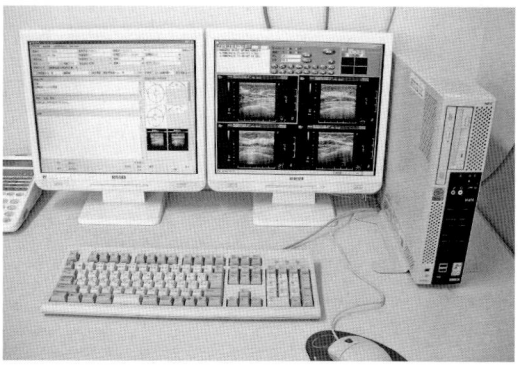
画像再生と読影レポート作成の光景

乳腺エコーで用意するもの

乳腺エコーで用意したいものについて示す.

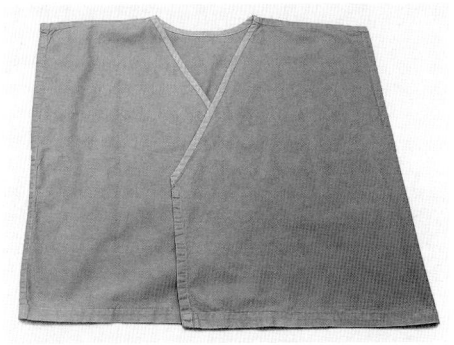

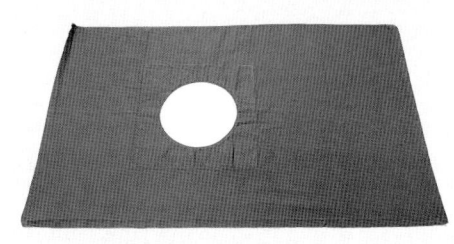

・乳腺エコーでは前あきの検査着を着用する.

・検査着のない場合には大きめの穴空き布を用意し,検側以外の部位を被って検査する.

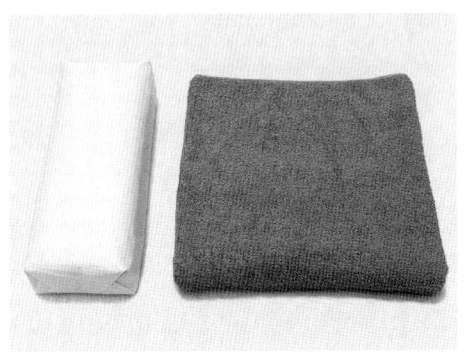

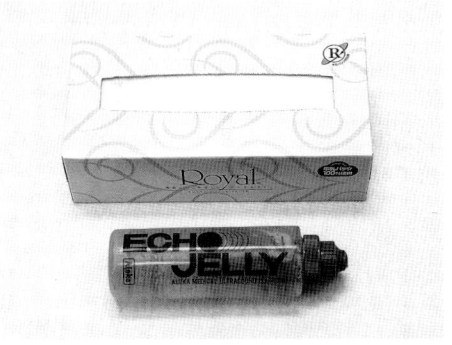

・検査の際は丸い枕などを検側の背中に入れ,検査部位を高位にする.バスタオルは体に掛けるなどに用いる.

・エコーゼリーは探触子と皮膚面の接触をよくすることや,走査のときの滑りをよくするために使用する.ティッシュペーパーはゼリーの拭き取りなどに用いる.

乳腺の基本走査法

- **"m"の字走査とは**

  表在用探触子を横に持ち乳房にアルファベットの"m"の字を書く手順で上から下へ，下から上へ乳房の広い範囲を走査する．このとき超音波ビームは皮膚面へ垂直に入射するのがよい．乳頭，乳輪の検査はゼリーを多めにつけ少し斜めから走査するとよい．図に乳腺の基本走査を示す．

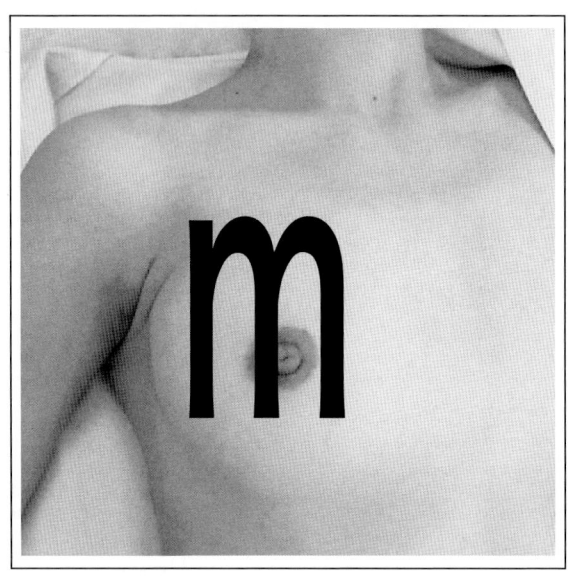

乳腺の"m"の字走査法

- **走査の心得**
1. 走査範囲は腋窩部から鎖骨, 胸骨までの広い範囲について行う.
2. 走査は同一部位を最低1往復させる. 乳腺内の小さな変化を見落とさないために走査はゆっくり (1~2cm/s), 流れるように安定した走査で観察する.
3. 被検者が気にされている部位については特に慎重に観察する.
4. 右手で探触子を走査し, 左手で条件の調整. 画面のフリーズやデータの記録をする. また, 検側乳房を術者が左手で添えることで大きな乳房では固定にもなり, 走査位置を感覚的に知ることができるため, 手元をみないで画面に集中できるようにするとよい.
5. 乳房の超音波解剖図や乳腺疾患のチェックポイントを考えながら, 高エコー像を示す乳腺内の限局する低エコー像に注目する.
6. 乳腺の観察は, 乳腺実質, 乳管, 腫瘤の有無について観察する. 得られる画像が正常または異常かを常に判断し, 異常と思われる画像の記録はもちろんであるが, 正常部位も各領域ごとに記録するとよい. 図a, bに左右乳房の走査法について示す.

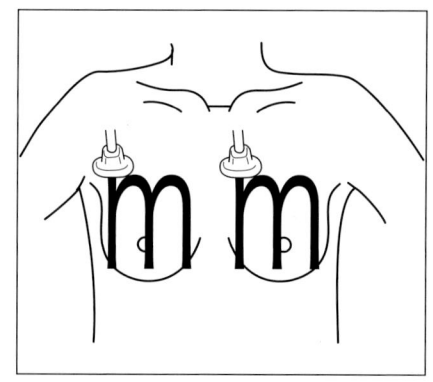

図a "m"の字たて走査

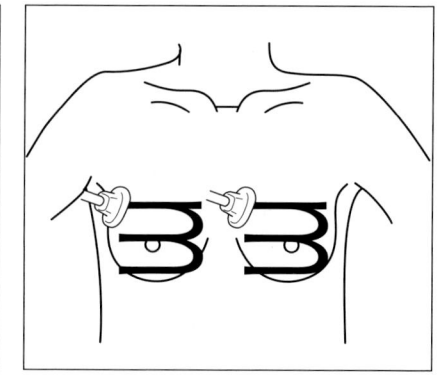

図b "m"の字よこ走査

・探触子を横に持ち右側乳房へ"m"の字のたて走査をする (図a). 次に探触子を縦に持ちかえ"m"の字のよこ走査をする (図b).

・右側乳房の走査が終わったら左乳房を同様な方法で走査し検査を終了する. 走査の心得を参考に行うとよい.

走査の仕方

・**遠心走査または求心走査**
　乳頭を中心に外側へ放射状に走査し，外側から乳頭に向けて走査を繰り返しながら乳房全体を観察する方法である（図a）．

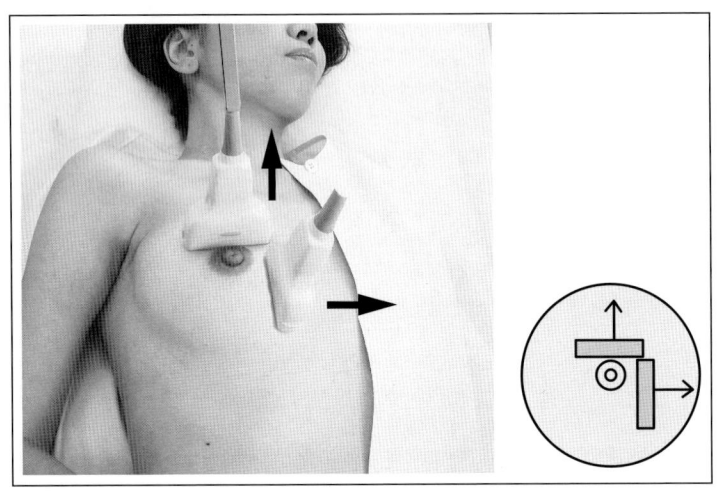

図a　遠心走査または求心走査法

・腫瘤がみられた場合，動態検査 dynamic test を行う．動態検査は探触子で圧を加え，腫瘍の硬さ，変形のしやすさcompressibility，周囲との可動性mobilityをリアルタイムで観察する．エコー所見からカテゴリー判定や病理組織像も念頭に考えるとよい．

・回転走査
　乳房を時計回り，または反時計回りの方向に回転しながら乳房全体を観察する方法である（図b）．

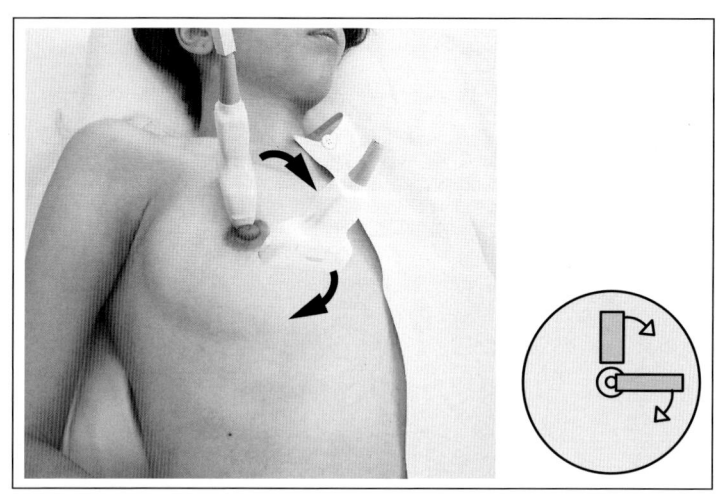

図b 回転走査法

・回転走査では遠心走査または求心走査で疑わしき所見がみられた場合，本走査で腫瘤の存在を確認または除外するもので，必ず異なった方向から走査することが大切である．筆者が提唱する"m"の字走査でも探触子の縦走査と，横走査で同様な効果が得られる．

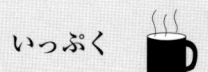

・操作と走査
　超音波検査の手技には操作 handlingと走査 scanningがある．操作とは探触子を操ることであり，走査とは超音波ビームを移動させ画像を得ることをいう．探触子を巧みに操り，入念な走査でよい画像で読影したいものである．

乳房領域と画像表示

・乳房の領域

乳房領域の表示は乳頭を中心に十の字を書き，上側を上部，下側を下部とする．左右乳房の内側上部をA領域，下部をB領域，外側上部をC，下部をD領域，乳輪部がE領域，乳頭がE'，両側腋窩部がC'と定められている．図aは日本乳癌学会で定められている乳房領域を示す．

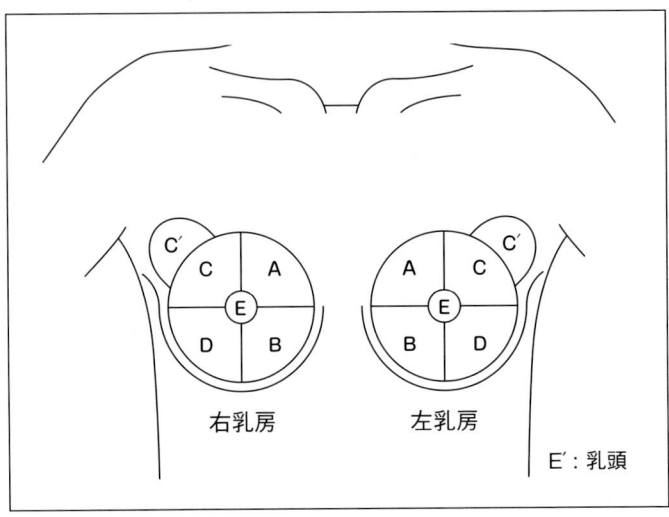

図a 乳房の領域

- **乳房腫瘤の表示**
  乳房を時計に見立て12等分し腫瘤の位置を表示する．図bは乳房を時計に見立てた病巣表示の1例を示す．腫瘤は2時方向にあり，乳頭の中心部より腫瘤の乳頭側境界までの距離が3cmと表示する．乳頭中心より腫瘤までの距離をnipple tumor distance（NTD）という．

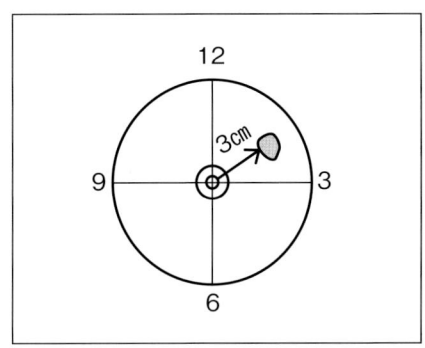

図b 乳房を時計に見立てた病巣表示

- **腫瘤の定量的評価**
  腫瘤径は境界部高エコー像haloを含めて計測する．腫瘤径は腫瘤の最大断面（a）とこれに直交する面の横径（b），高さ（c）を計測しa×b×cとしmmまたはcmで表す．図cは病巣の定量的評価を示す．

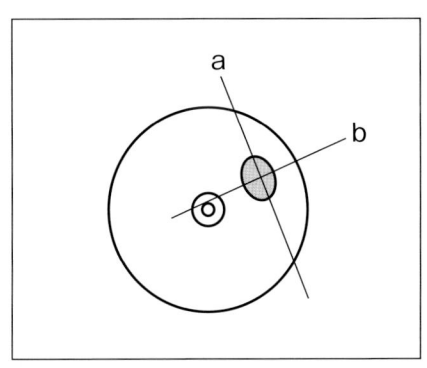

図c 病巣の定量的評価

胸壁ラインと身体の名称

・**胸壁ラインの名称**
　前胸壁ラインは外側より順にみた名称について図aに示す．前胸壁ラインは右側のみを示してある．

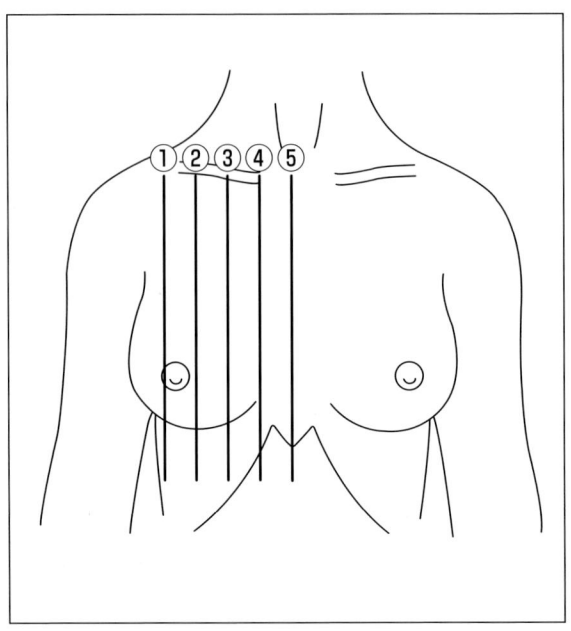

図a　前胸壁ラインの名称

1. 右乳房ライン　　　　right mammary line
2. 右鎖骨中央ライン　　right mid-clavicular line
3. 右傍胸骨ライン　　　right parasternal line
4. 右側胸骨ライン　　　right lateral line
5. 胸骨ライン　　　　　mid-sternal line

・身体の名称
　身体の名称について示す．図bは正面から，図cは後面からみた身体の名称を示す．

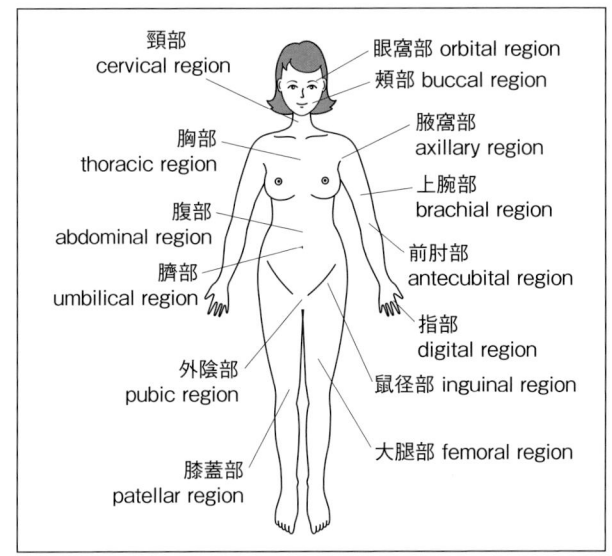

図b　正面からみた身体の名称

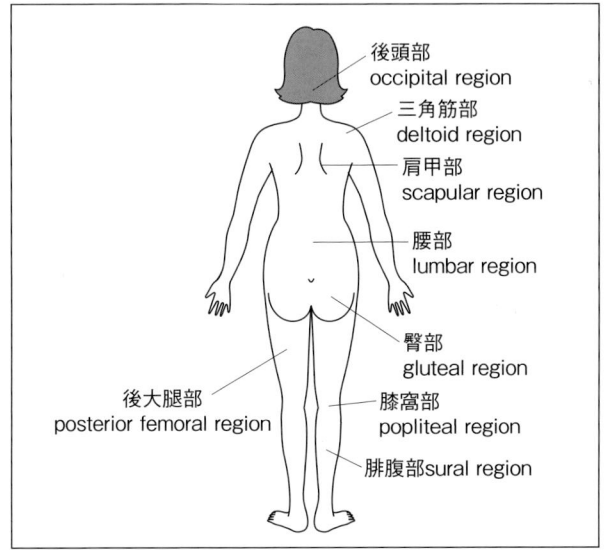

図c　後面からみた身体の名称

17

乳腺画像表示と得られるエコー像

乳腺画像の表示は日本超音波医学会で定められた方法について示す．

・**右乳房の横断走査** scanning of right breast
右乳房を横断走査したときの画像表示は，被検者の外側が画面左，内側が右になるように表示する．図aは右乳房における横断像の表示を示す．

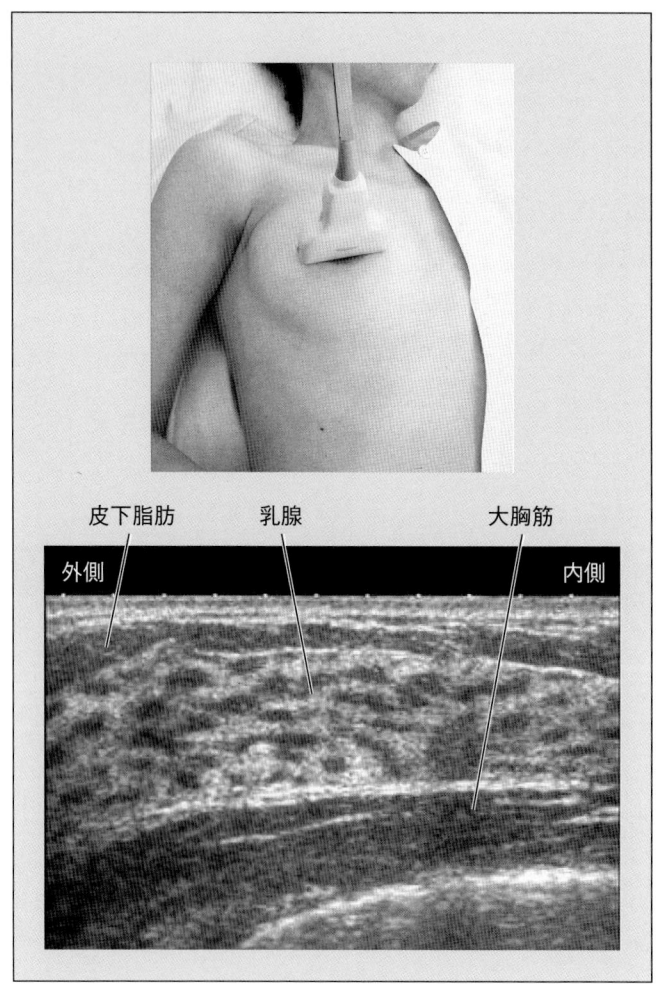

図a 右乳房の横断像

・**左乳房の横断走査** scanning of left breast
　左乳房を横断走査したときの画像表示は，被検者の内側が画面左，外側が右になるように表示する．図bは左乳房における横断像の表示を示す．

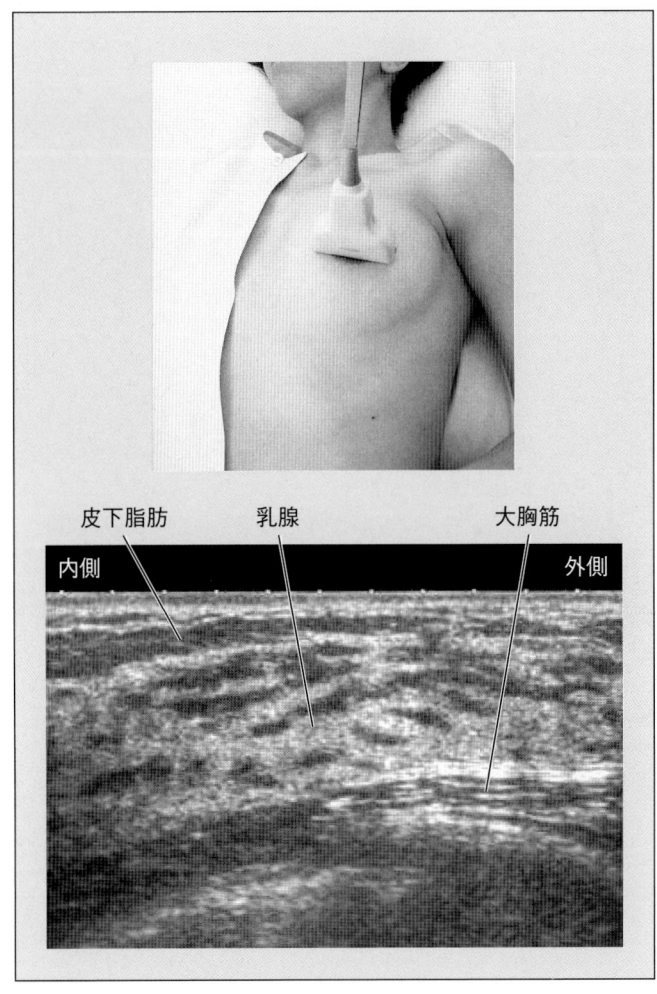

図b　左乳房の横断像

・**縦断走査** sagittal scanning
　右乳房の縦断走査（矢状走査ともいう）の画像表示は，被検者の頭側が画面の左になるように表示する．図cは右乳房の縦断像による表示を示す．左乳房の縦断走査も同様の表示である．

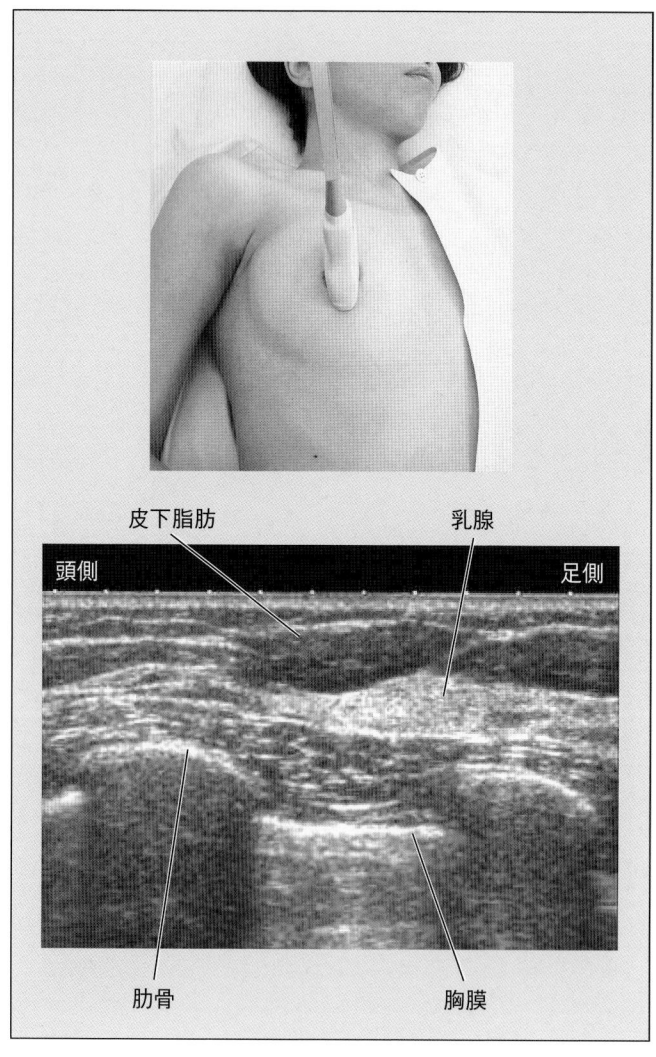

図c　右乳房の縦断像

・放射状走査 radial scanning
　右乳房を放射状に走査したときの画像表示は，横断走査の表示に準じて行う．図dは右乳房の放射状像による表示を示す．左乳房も同様の表示である．

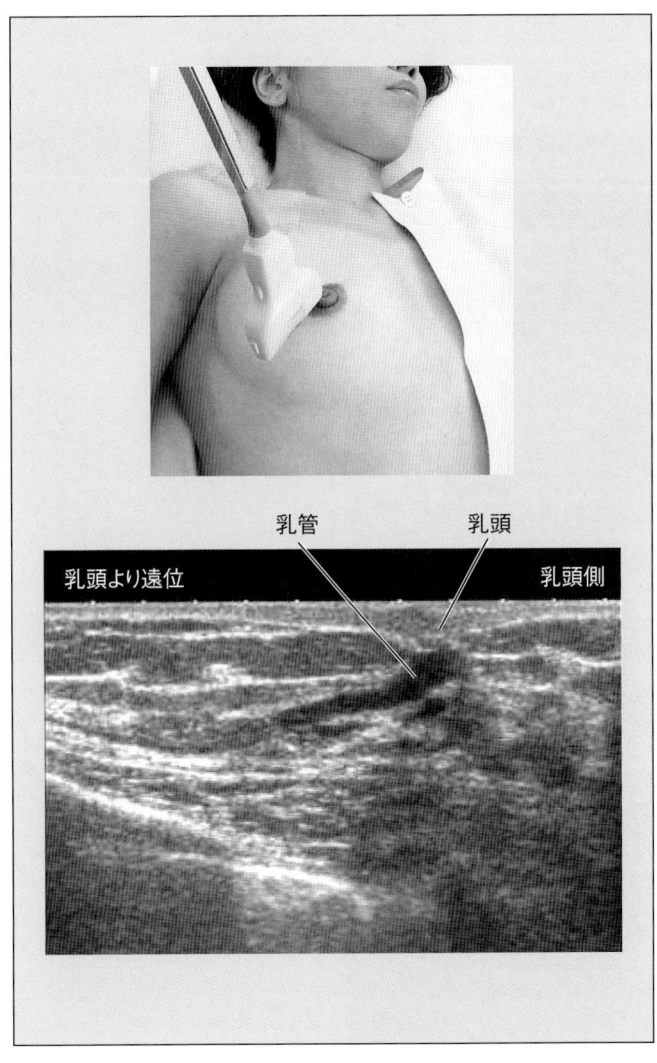

図d　右乳房の放射状像

乳腺腫瘍の超音波用語

腫瘍における超音波用語の一般的表現について示す．乳腺内に腫瘍がみられた場合，充実性パターン，嚢胞性パターン，混合性パターンの三種類がある．これらについて示す．

・**充実性パターン**
腫瘍内部の全域に内部エコーがみられる像が充実性パターンsolid patternである．

高エコー域 high echo area, hyperechoic area	エコー像の説明
	腫瘍内部のエコーレベルが周辺部より高い像をいう（矢印）．

低エコー域 low echo area, hypoechoic area	エコー像の説明
	腫瘍内部のエコーレベルが周辺部より低い像をいう（矢印）．

ハロー halo	エコー像の説明
	乳癌の場合には腫瘤の境界部高エコー像をいうが（矢印），他の領域では腫瘤辺縁部の環状低エコー帯をいう．
均質（均一） homogeneous	エコー像の説明
	臓器または腫瘤内部のエコーが一様なものをいう（矢印）．

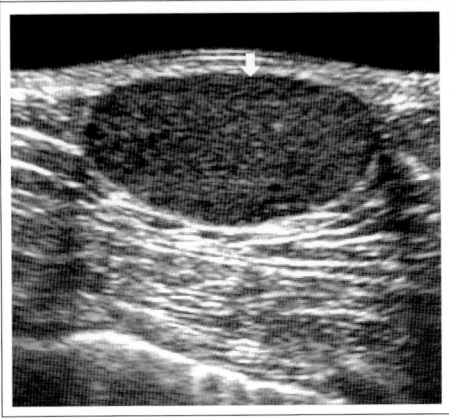

不均質（不均一） heterogeneous	エコー像の説明
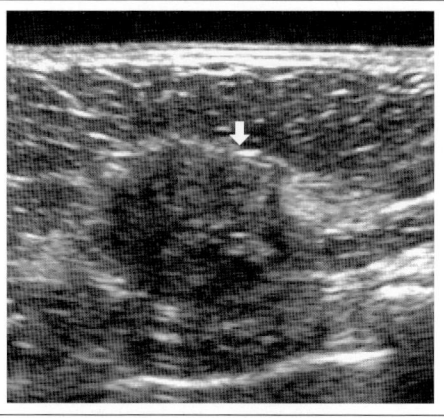	臓器または腫瘤内部のエコーが不揃いなものをいう（矢印）．
高エコー・音響陰影 strong echo・acoustic shadow	エコー像の説明
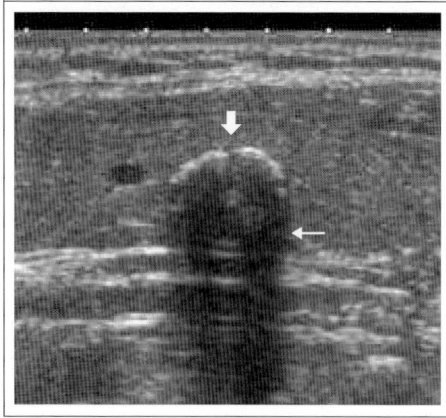	臓器または腫瘤内部に高エコーがあり（矢印），後方エコーが無エコー域であるものをいう（小矢印）．

・囊胞性パターン
　内部エコーがみられないかまたはごく弱いエコーしかみられないで後方エコーの増強を示すものを囊胞性パターンcystic patternという．

無エコー域 anechoic area	エコー像の説明
	腫瘤内部にエコーがみられない領域があり（矢印），後方エコーの増強と側面には外側陰影がみられる（小矢印）．
微細エコー fine echo	エコー像の説明
	ごく弱いエコーしかみられないものをいう（矢印）．

隔壁エコー septum echo	エコー像の説明
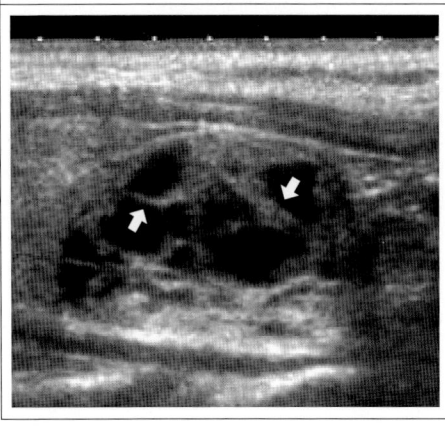	腫瘍内部に隔壁を伴うものをいう（矢印）.

・混合性パターン
　腫瘍内部に充実部分と嚢胞部分が混在している像を混合性パターンmixed patternという.

混合パターン mixed pattern	エコー像の説明
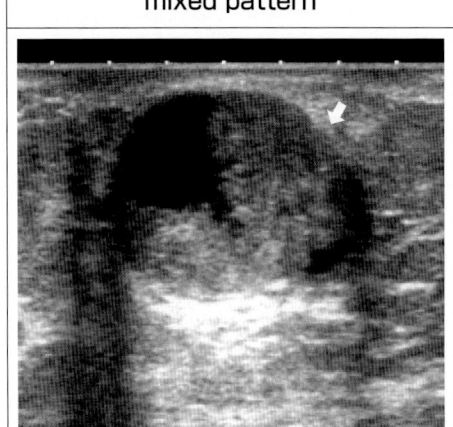	腫瘍内部に充実部分と嚢胞部分が混在しているものをいう（矢印）.

・**腫瘤の状態を示す表現**

腫瘤内部および周囲の状態を表す表現について示す．この中で表在エコーに関するおもな用語の説明についてはエコー像で解説を加えてある．

用　語	英　　語	解　　説
内部エコー	internal echo	腫瘤などの内部からのエコー
輪　郭	contour	臓器や腫瘤などの境界を連ねる線
周　辺	adjacent zone	腫瘤や臓器に隣接する領域
辺　縁	periphery (or tumor of organ)	腫瘤や臓器の境界の内側部分
境　界	margin, border, boundary	腫瘤と非腫瘤部または臓器と他臓器などの接面
前面エコー	near side echo	腫瘤などの前面からのエコー
側面エコー	lateral wall echo	腫瘤などの左右側面からのエコー
後面エコー	far side echo	腫瘤などの後面からのエコー
外側陰影	lateral shadow	腫瘤などの側面より後方にのびる音響陰影
後方エコー	posterior echo	腫瘤などの後方にみられるエコーで，腫瘤などの内部の超音波の透過・減衰の程度により増強や減弱を示す

・腫瘤の形状を示すエコー像
　腫瘤の形状について模式図に示すものとエコー像を対比して示す.

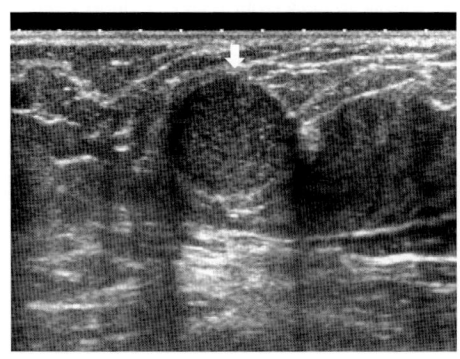

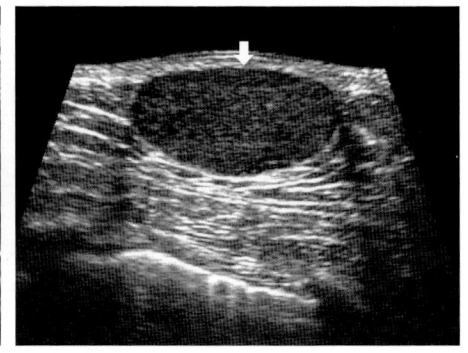

1. 円形
　形状円形, 境界明瞭平滑, 内部エコー均質, 後方エコーの増強を伴う縦横比の大きな低エコー腫瘤を示す.

・楕円形
　形状楕円形, 境界明瞭平滑, 内部エコー均質, 後方エコーの増強を伴う低エコー腫瘤を示す.

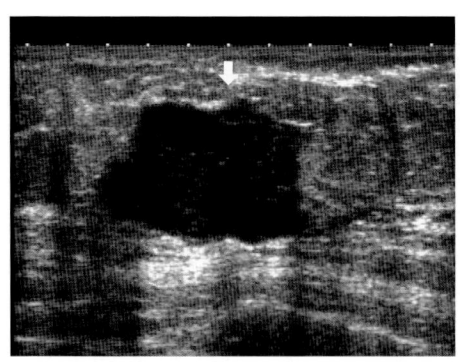

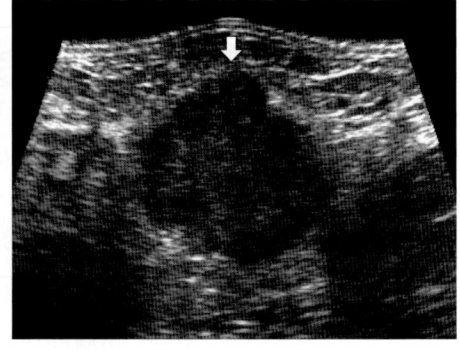

2. 多角形
　形状多角形, 境界明瞭粗糙, 内部エコー不均質な腫瘤を示す.

3. 分葉形
　形状分葉形, 境界明瞭平滑, 前方境界線の断裂と縦横比の大きな低エコー腫瘤を示す.

4. 不整形
形状不整形，境界明瞭粗糙，内部には点状高エコースポットの散在がみられ石灰化が示唆される．

・不整形
形状不整形，境界不明瞭，ハローと前方境界線の断裂を伴う低エコー腫瘤を示す．

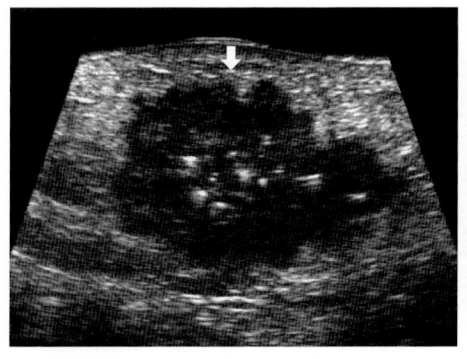

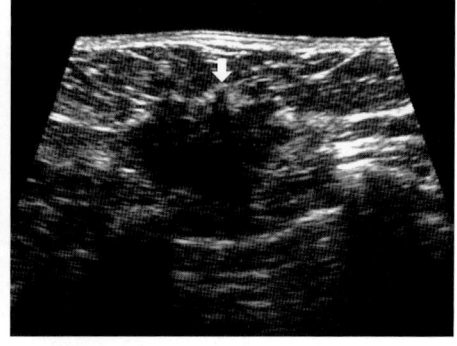

いっぷく

・ハンドメイキング検査
　乳房エコーは，エコーレベルの低い像，高い像が混在したものとして描出される．この中でエコーレベルが高く幅のある像としてみられるのが乳腺である．この乳腺に腫瘤があっても，その部位に探触子を当てなければ腫瘤の存在を指摘することはできない．腫瘤が描出されても悪性や良性を示す特徴的所見を意識的に走査し描出しなければ真の腫瘤表現にはならないのが，他の検査と大きく異なるところであり，真摯に学ぶことの大切さを教えてくれる検査ともいえる．

b. 境界部

境界部とは腫瘤の境界と辺縁および周辺を含めた部分をいう．腫瘤の境界部の定義について模式図と番号を対比して示す（図b）．

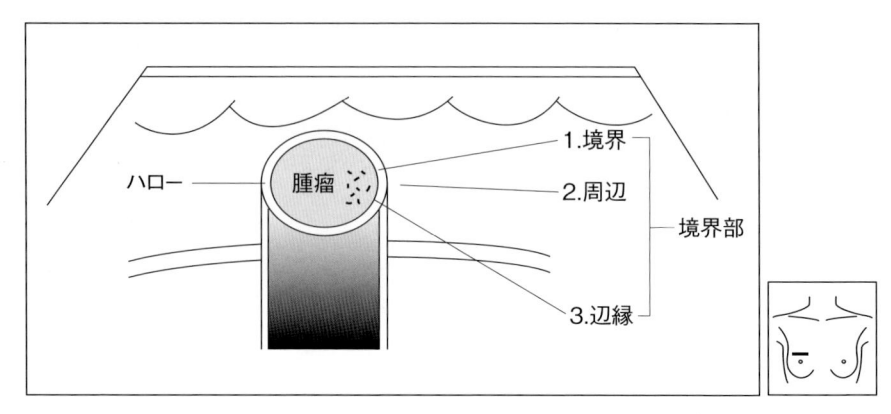

図b　境界部の定義

◆ 腫瘤の境界部について

1. **境界 border**
   腫瘤と非腫瘤または臓器と他の臓器との接する面を境界という．
2. **周辺 periphery**
   腫瘤や臓器に近い非腫瘤部分を周辺という．
3. **辺縁 margin**
   境界付近の腫瘤や臓器の部分を辺縁という．

- **境界部高エコー像（ハロー）boundary echogenic band (halo)**
   腫瘤と周辺組織との境界部で発生し，周囲脂肪組織より高い像を境界部高エコー像またはハローという．

・境界部を示すエコー像
　腫瘍の境界部の定義について模式図に示すものとエコー像を対比して示す.

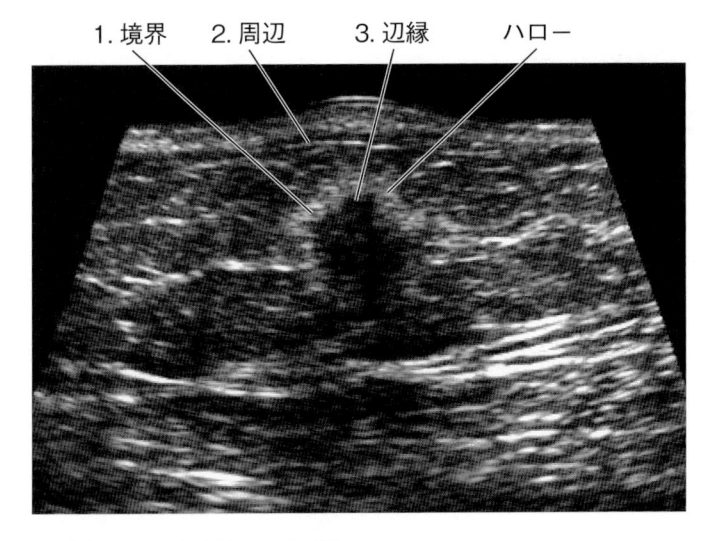

1. 境界　2. 周辺　3. 辺縁・ハロー
　腫瘍の境界, 周辺, 辺縁・ハローの用語についてエコー像を示す.

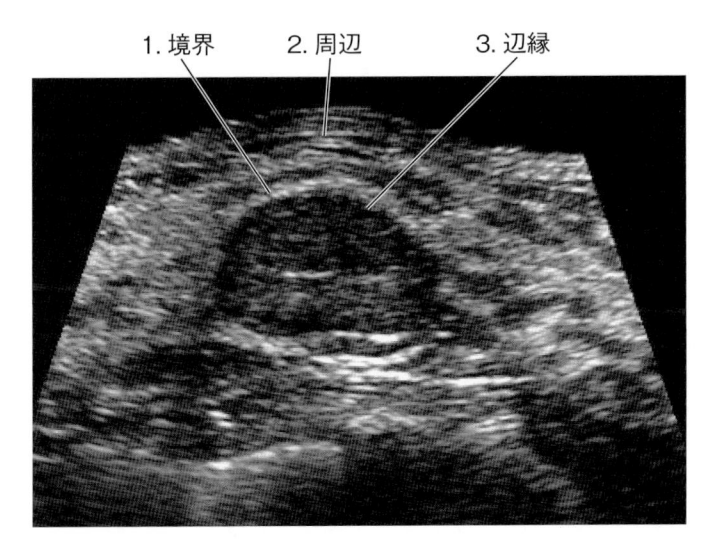

1. 境界　2. 周辺　3. 辺縁
　上図と異なった腫瘍の境界, 周辺, 辺縁のエコー像を示す. ハローはみられない.

c. 境界の性状

　腫瘤境界の性状については腫瘤の性状が最も表現されている断面像を描出し，この像から判定する．境界の性状について模式図と番号を対比して示す(図c)．

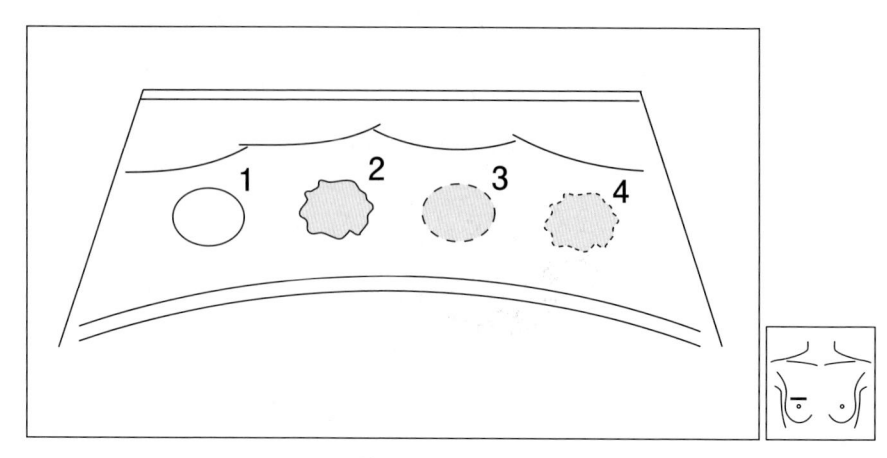

図c　境界の性状

◆境界の性状について

1. **境界明瞭平滑 circumscribed**
　境界明瞭平滑とは，辺縁と周辺が一つの線で区分けされているものをいい平滑は平らで滑らかなものをいう．
2. **境界明瞭粗糙**
　境界明瞭粗糙とは，境界明瞭で粗糙は質があらくギザギザした微細分葉状microlobulatedまたは鋸歯状のものをいう．
3. **境界不明瞭 indistinct**
　境界不明瞭のときには，平滑か粗糙かの評価はできない．
4. **評価困難 obscured**
　評価困難とは，評価対象の境界部分が減衰などにより境界が走査されていない場合をいい性状評価が困難なものをいう．

・境界の性状を示すエコー像
　腫瘤の境界の性状について模式図に示すものとエコー像を対比して示す．

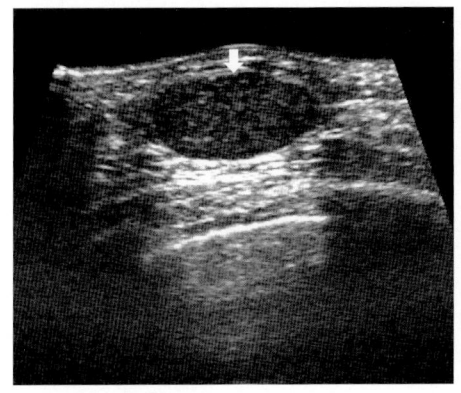

1. 境界明瞭平滑
　腫瘤は境界明瞭平滑，形状楕円形で内部エコー均質な低エコー腫瘤を示す．

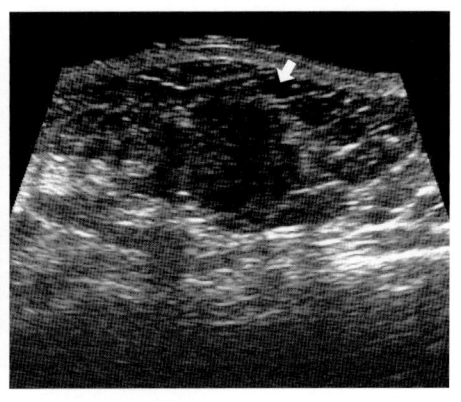

2. 境界明瞭粗糙
　腫瘤は境界明瞭粗糙，形状不整形で低エコー腫瘤を示す．

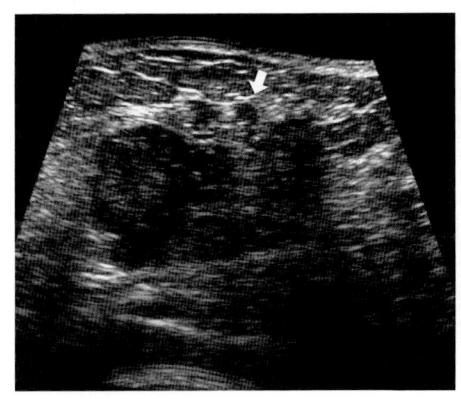

3. 境界不明瞭
　腫瘤の境界は不明瞭な部分があり，平滑か粗糙かの評価はできない．

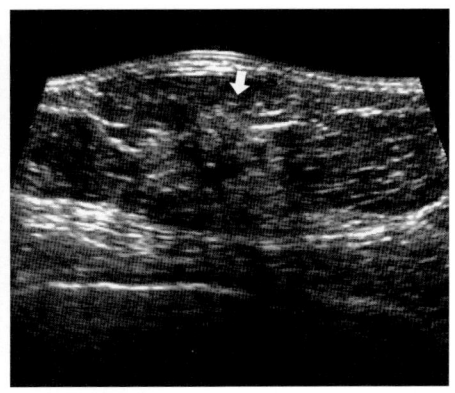

4. 評価困難
　腫瘤の境界評価は困難である．

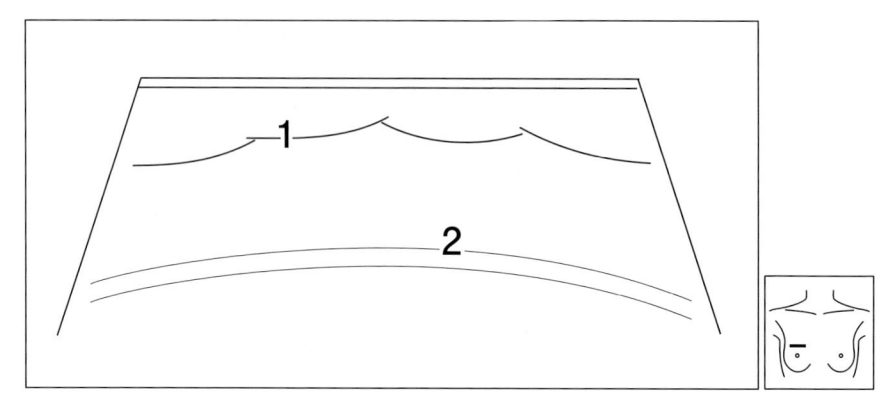

d. 乳腺の境界線

乳腺の境界線には前方境界線と後方境界線がある．腫瘍の周辺や乳房内および腋窩の所見を反映した随伴所見associated findingsの一つで，乳腺の境界面の平滑性が失われた場合，乳腺の前方・後方境界線の断裂として描出される．乳腺の境界線について模式図と番号を対比して示す（図d）．

図d 乳腺の境界線

◆乳腺境界線について

1. **乳腺前方境界線** anterior border line of mammary gland
   皮下脂肪と乳腺との境界にみられる線状エコーを乳腺前方境界線という．

2. **乳腺後方境界線** posterior border line of mammary gland
   乳腺後隙と乳腺との境界にみられる線状エコーを乳腺後方境界線という．

・乳腺の境界線を示すエコー像
　乳腺の境界線について模式図に示すものとエコー像を対比して示す.

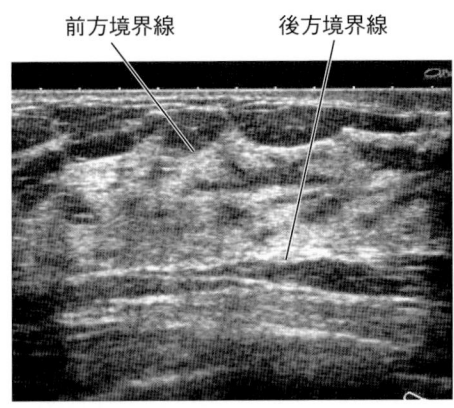

1. 乳腺前方境界線
　前方にみられる皮下脂肪と乳腺との境界を示す.

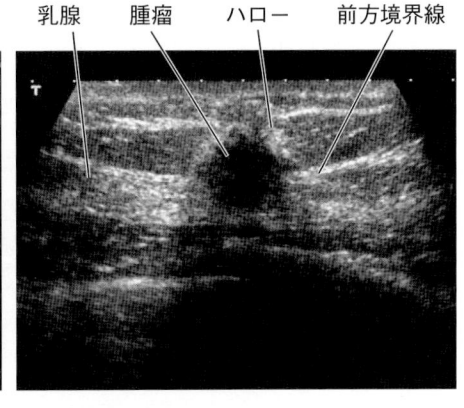

・乳腺前方境界線断裂
　前方境界線の断裂を伴う腫瘤の形状は不整型でハローがみられる.

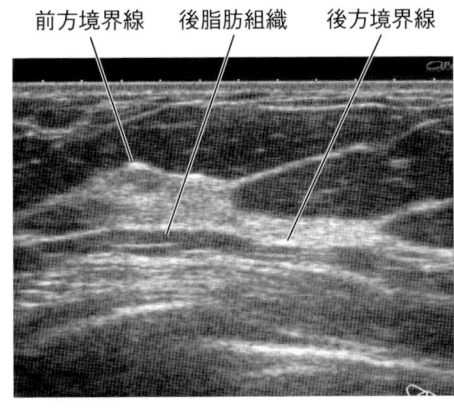

2. 乳腺後方境界線
　乳腺の後方にみられる乳腺と後脂肪組織の境界を示す.

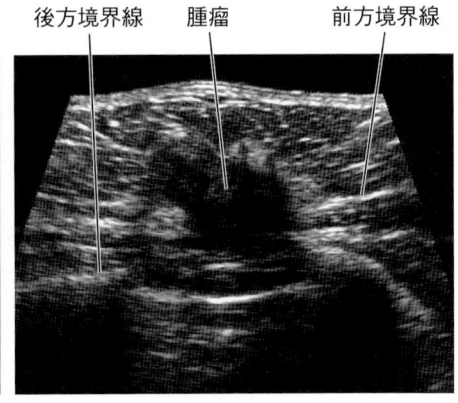

・乳腺後方境界線断裂
　後方境界線の断裂を伴う腫瘤の形状は不整形で後方エコーの減弱がみられる. 前方境界線の断裂も認められる.

e. 内部エコー

内部エコー internal echoesとは，腫瘤内部からのエコーをいい，境界部は含まない．腫瘤内部の面積内において均質性とエコーレベルについて評価する．また嚢胞，充実部分の混在する混合腫瘤では充実部分についてのみ評価する．腫瘤の内部エコーについて模式図と番号を対比して示す（図e）．

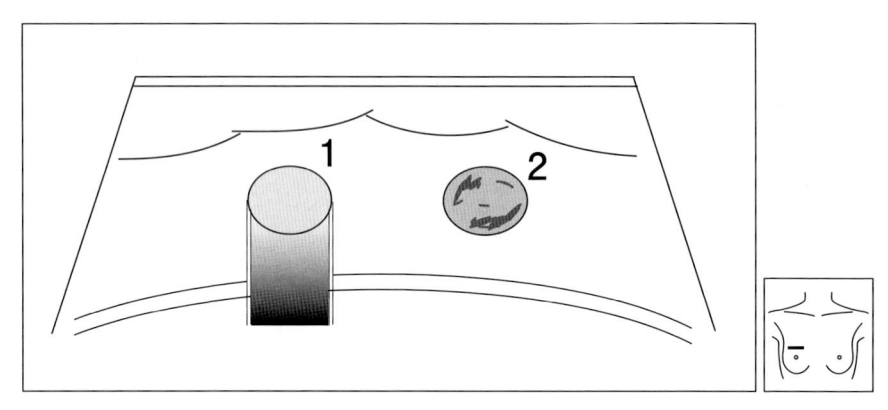

図e 腫瘤の内部エコー

◆内部エコーについて

1. 均質（均一）homogeneous
腫瘤内部のエコーが均質なものでエコーレベルが一定のものをいう．

2. 不均質（不均一）heterogeneous
腫瘤内部のエコーが不均質なものでエコーレベルが一定でないものをいう．

・内部エコーを示すエコー像
　腫瘤の内部エコーについて模式図に示すものとエコー像を対比して示す．

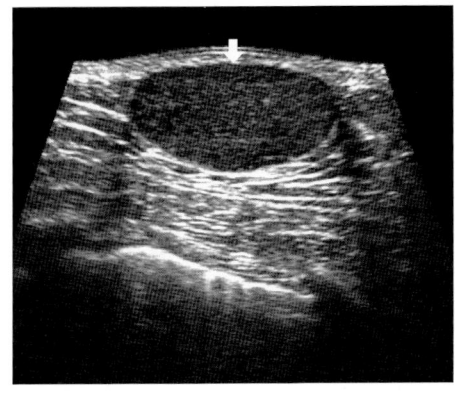

1. 均質（均一）
　内部エコー均質，形状楕円形，境界明瞭平滑，後方エコーの増強を伴う低エコー腫瘤を示す．

2. 不均質（不均一）
　内部エコー不均質，形状不整形な低エコー腫瘤を示す．

いっぷく

・思いえがく映像
　超音波検査は検者の思いが画像に表現され，表現された画像に何らかの疑いを持つ余裕と経験がなければ最初の思いが画像として形成されてしまう．特に乳腺では「腫瘤の形状」表現は検者の印象にゆだねられる．「内部エコー」とて思いにより，さまざまな表現になることもある．常に冷静で客観的画像の描出に努めたいものである．しかし，幅広い経験と知識に裏打ちされたimpressionほど頼りになるものはないともいえる．

g. 高エコースポット

腫瘍内部の高エコースポットhigh echo spotについて模式図と番号を対比して示す（図g）．

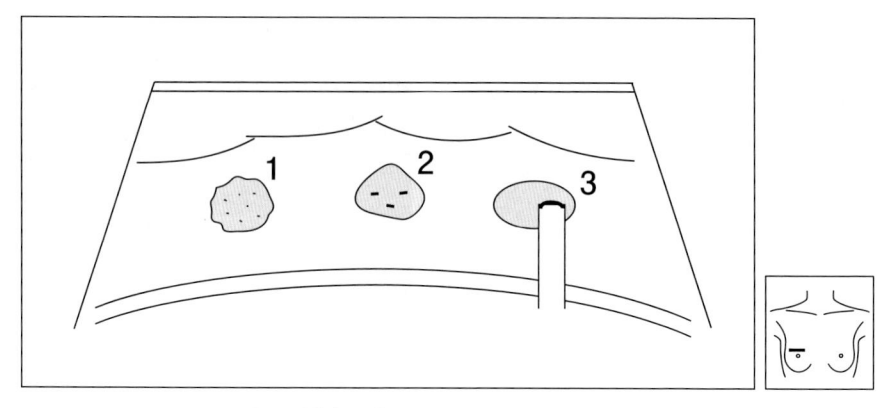

図g 腫瘍の高エコースポット

◆高エコースポットについて

1. 微細点状 fine
腫瘍内に1mm未満の微細点状高エコースポットがみられるものをいう．

2. 点状 small
腫瘍内に1mm以上の点状高エコースポットがみられるものをいう．

3. 粗大 coarse
腫瘍内に3mm以上の粗大高エコースポットがみられるものをいい音響陰影を伴う．

・高エコースポットのエコー像
　高エコースポットについて模式図に示すものとエコー像を対比して示す.

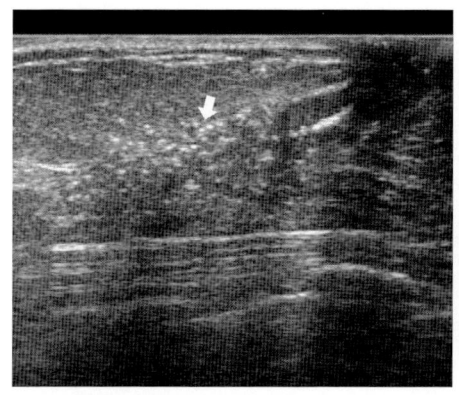

1. 微細点状高エコースポット
　腫瘍内に微細点状高エコースポットを伴う形状不整形,境界不明瞭な像がみられる.

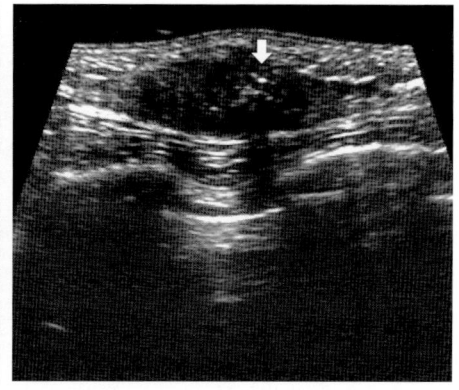

2. 点状高エコースポット
　腫瘍内に点状高エコースポットを伴う形状不整形.境界明瞭粗糙な像がみられる.

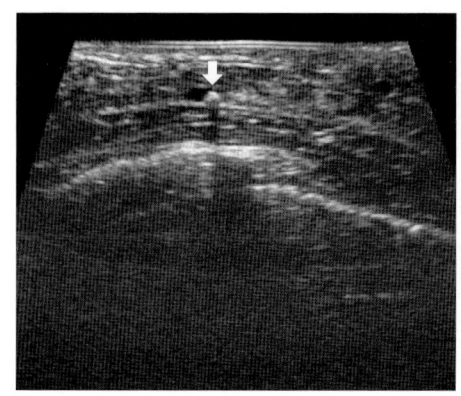

3. 粗大高エコースポット
　乳腺内に音響陰影を伴った粗大高エコースポットがみられる.石灰化部分の背景乳腺内には,腫瘍性病変はみられない.

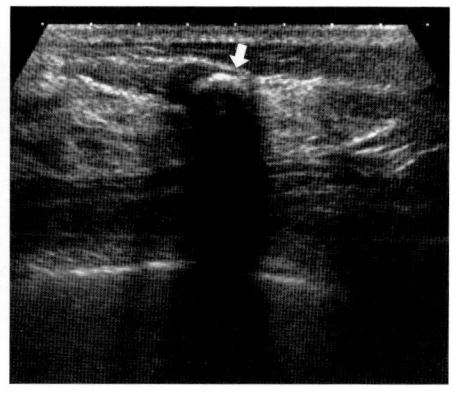

・粗大高エコースポット
　半円形の低エコー腫瘍内には音響陰影を伴った粗大高エコースポットがみられる.

h. 嚢胞と液面形成

嚢胞と液面形成について模式図と番号を対比して示す（図h）.

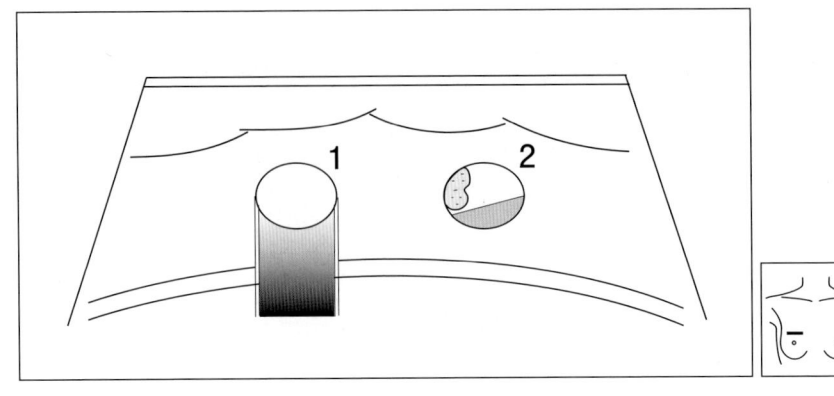

図h 嚢胞と液面形成

◆ 嚢胞と液面形成について

1. 嚢胞 cyst
　形状円形または楕円形で無エコーを示す.
・嚢胞は単発から多発までさまざまなものが存在する.
・嚢胞でも濃縮したものはエコーレベルの低い充実像を示す.

2. 液面形成 fluid-fluid level
　無エコー域または微細エコーを伴った嚢胞内にエコーレベルの高い像が液面形成を示す．体位変換により面の位置が移動する．
・この所見がみられた場合，腫瘍壁からの充実性病変の張り出し像に注目する．

・囊胞と液面形成を示すエコー像
　囊胞と液面形成について模式図に示すものとエコー像を対比して示す．

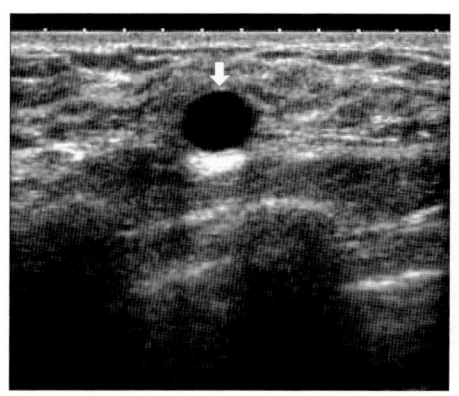

1. 囊胞
　形状円形，後方エコーの増強を伴い内部は無エコーを示す．

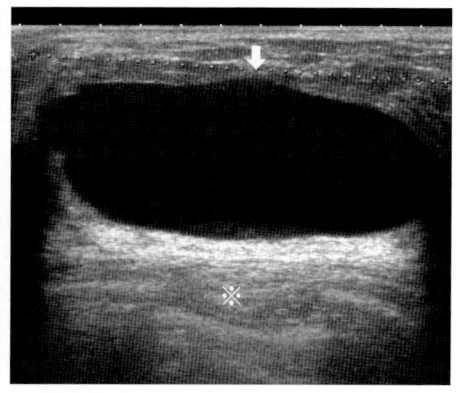

・囊胞
　形状楕円形，後方エコーの増強（米印）を伴う無エコー域としてみられる．

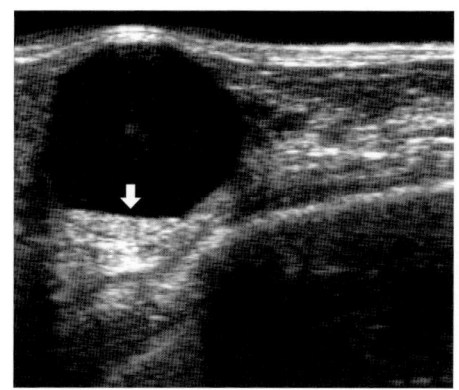

2. 液面形成
　形状円形，境界明瞭な囊胞内には液面形成を示す堆積した内容物がみられる（矢印）．

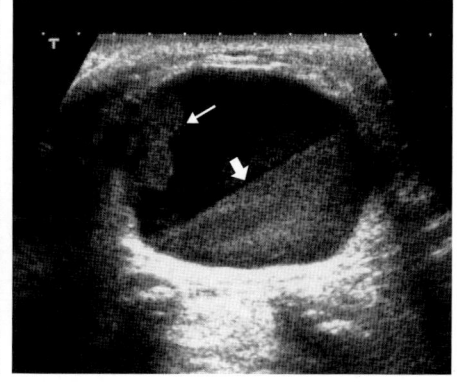

・液面形成
　形状円形，境界明瞭平滑，囊胞内にはエコーレベルの高い堆積物が液面形成を示している（矢印）．囊胞壁からは充実性の張り出し像がみられる（小矢印）．

i. 音響的所見

音響的所見とは超音波による音響的特性を示す所見acoustic findingsをいい，主な所見には後方エコーレベルの評価と外側陰影がある．ここでは後方エコーレベルの評価について模式図と番号を対比して示す（図i）．

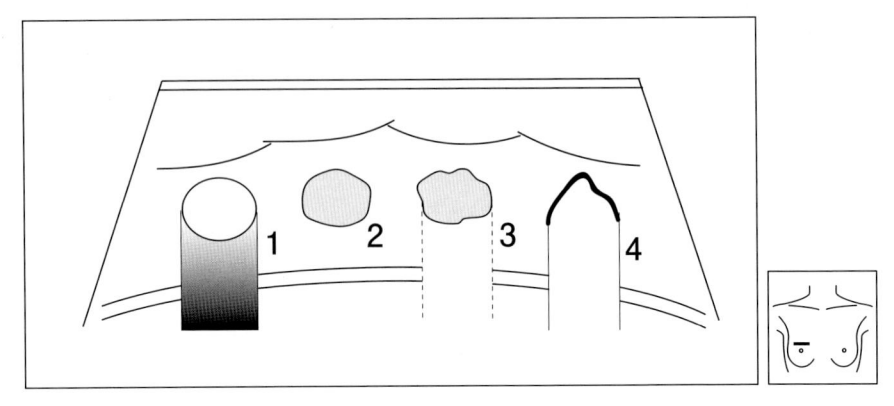

図i 音響的所見

◆音響的所見について

1. 増強 accentuating
腫瘤後方（底面より後方）にみられるエコーレベルは，腫瘤内部での超音波の減衰を示すもので，減衰が小さい場合，後方エコーの増強を示すものをいう．

2. 不変 no change
腫瘤の後方エコーに変化がみられないものをいう．

3. 減弱 attenuating
超音波が腫瘤内を通過するとき減衰が大きい場合，後方エコーの減弱を示すものをいう．

4. 消失 disappearance・欠損 deficient
消失は超音波の吸収・散乱・減衰によって生じる無エコーをいい，欠損は超音波の透過損失によって生じる無エコーをいう．

・後方エコーレベルを示すエコー像
　後方エコーレベルについて模式図に示すものとエコー像を対比して示す.

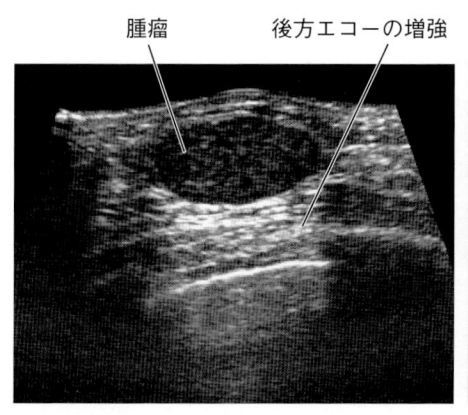

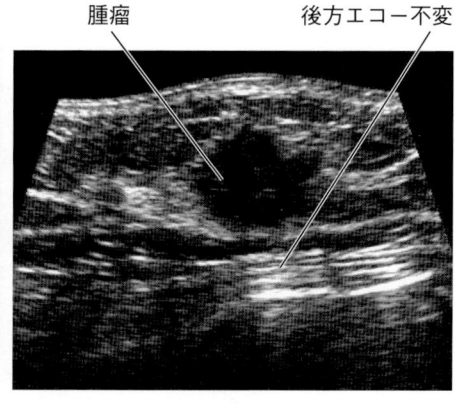

1. 後方エコーの増強
　後方エコーの増強を伴った腫瘤は形状楕円形, 境界明瞭平滑, 内部エコー均質な像を示している.

2. 後方エコーの不変
　後方エコーの不変を示す腫瘤は, 形状分葉形, 境界明瞭平滑な像を示している.

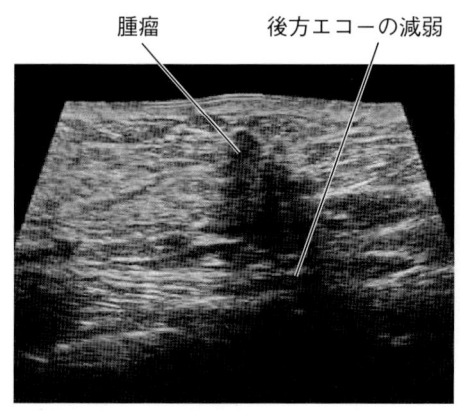

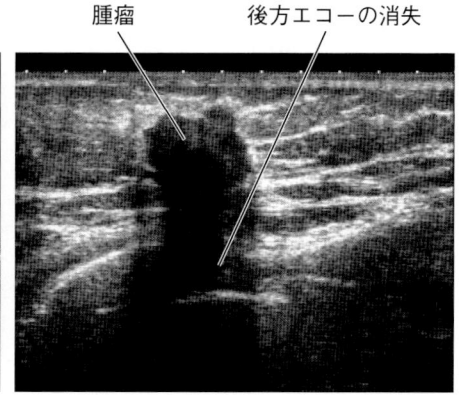

3. 後方エコーの減弱
　後方エコーの減弱を伴った腫瘤は, 形状不整形, 境界不明瞭な像を示している.

4. 後方エコーの消失・欠損
　後方エコーの消失を伴った腫瘤は, 前方境界線の断裂を示し腫瘤の形状評価は困難である.

j. 外側陰影

腫瘤後方の外側にみられる音響陰影をいう．外側陰影について模式図と番号を対比して示す（図j）．

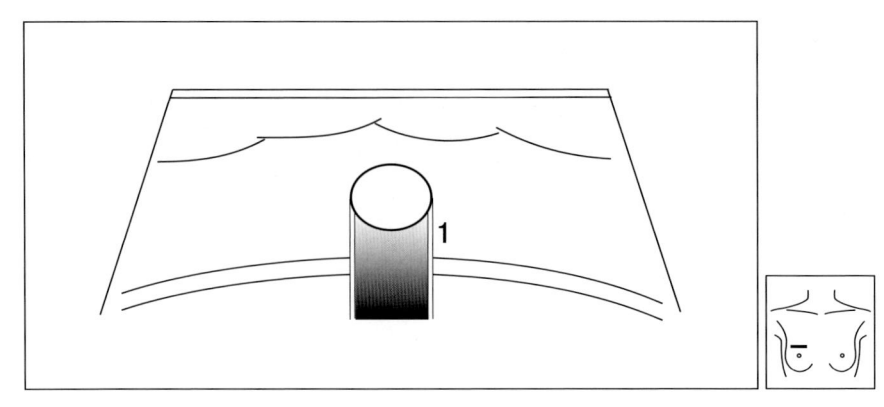

図j 外側陰影

◆外側陰影について

1. 外側陰影 lateral shadow

腫瘤後方の外側に存在する音響陰影のことで，腫瘤内外の音速の差によって超音波が屈折することで生じる後方エコーのゆがみをいう．
・嚢胞，線維腺腫あるいは，ある種の癌では腫瘤の形状類円形，辺縁平滑，内部エコー均質，音速が周囲と異なる場合，腫瘤後方の側方にみられる．
・この所見がみられる場合には後方エコーの増強を伴う．

・**外側陰影を示すエコー像**
外側陰影について模式図に示すものとエコー像を対比して示す．

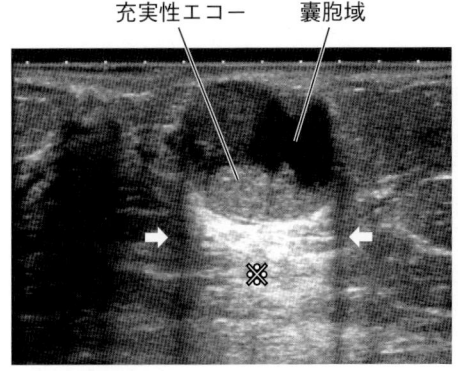

充実性エコー　嚢胞域　　　　　　　　　腫瘤

1. **外側陰影**
   嚢胞内に充実性エコーがみられ腫瘤側方には外側陰影が（矢印），後方にはエコーの増強が幅のある高エコー像を示す（米印）．腫瘤は形状円形，境界明瞭平滑，嚢胞壁からは充実性の張り出し像がみられる．

・**外側陰影**
腫瘤の側方には外側陰影が（矢印），後方にはエコーの増強がみられる（米印）．腫瘤の形状は楕円形，境界明瞭平滑な低エコー腫瘤で内部エコーは均質である．

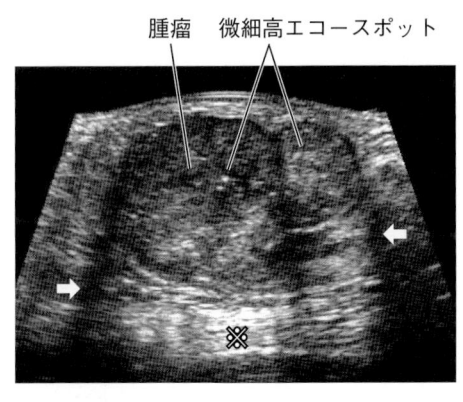

腫瘤　微細高エコースポット

・**外側陰影**
腫瘤側方には外側陰影が（矢印），後方にはエコーの増強がみられる（米印）．腫瘤の形状は分葉形，境界明瞭粗糙，内部エコー不均質，微細高エコースポットもみられる．

k. 縦横比

乳腺腫瘤の縦と横の径を計測し，その値から良悪の判定をしようとするものが縦横比（D/WまたはDWratio）である．縦横比は腫瘤境界部高エコー像は含まないで低エコー部分の最大縦径（D）を最大横径（W）で除して算出する．この値が0.7以上あれば悪性，0.7以下であれば良性とされている．腫瘤の縦横比について模式図と番号を対比して示す（図k）．縦横比の算出方法については図lに示す．1cm以下の腫瘤には適応されない．

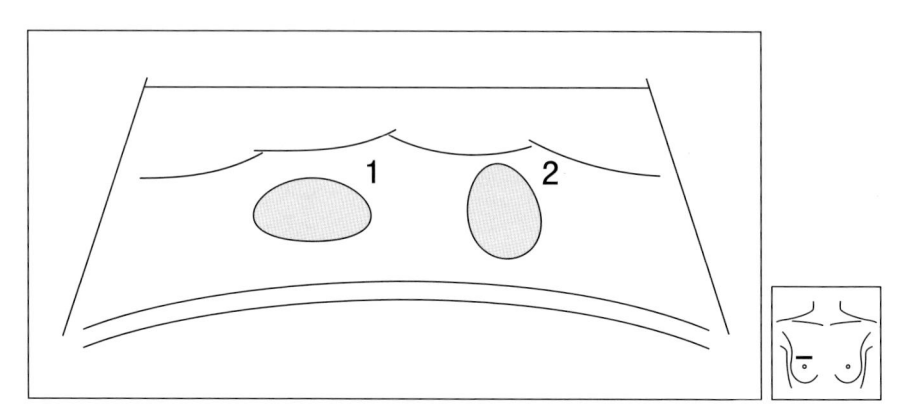

図k 縦横比

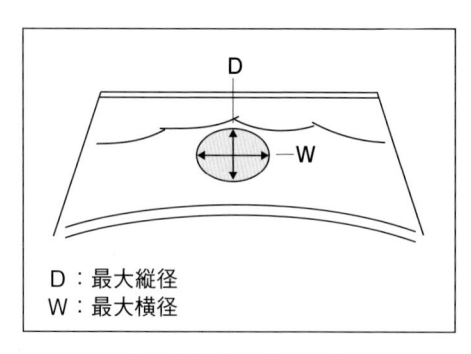

D：最大縦径
W：最大横径

図l 縦横比の算出方法

◆ 縦横比について

1. **縦横比が小さい small of DW ratio**
   D/Wの値が0.7より小さいものをいう．
   ・0.7以下であれば良性とされている．

2. **縦横比が大きい large of DW ratio**
   D/Wの値が0.7より大きいものをいう．
   ・0.7以上あれば悪性が疑われる．

・縦横比についてのエコー像
　縦横比について模式図に示すものとエコー像を対比して示す.

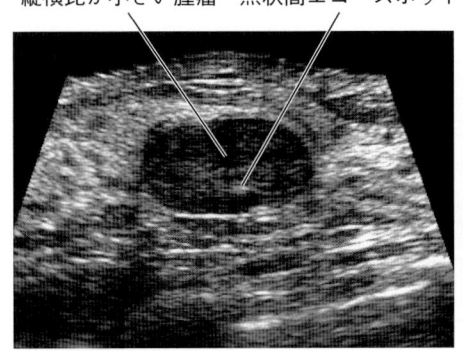

縦横比が小さい腫瘤　点状高エコースポット　　　縦横比が大きい腫瘤

1. 縦横比が小さい
　縦横比が0.5と小さい腫瘤である. 腫瘤は形状楕円形, 境界明瞭平滑, 内部エコー不均質, 点状高エコースポットを示している.

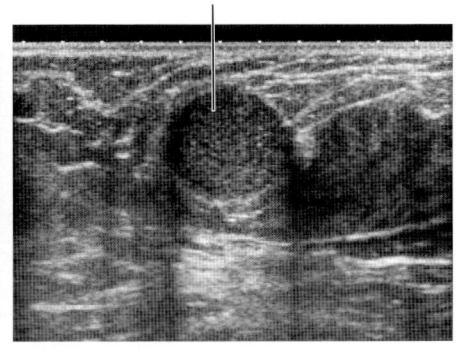

2. 縦横比が0.7に近い
　縦横比が0.9の値を示す腫瘤である. 腫瘤の形状円形, 境界明瞭平滑, 内部エコー均質な像を示している.

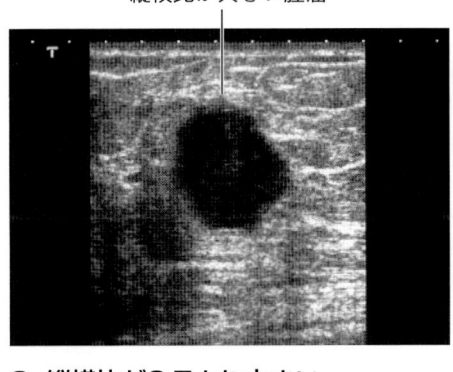

縦横比が大きい腫瘤　　　　　　　　　　　　縦横比が大きい腫瘤

3. 縦横比が0.7より大きい
　縦横比が0.7より大きく1.2の値を示す腫瘤である. 腫瘤の形状は多角形, 境界明瞭粗糙で極低エコーとしてみられる.

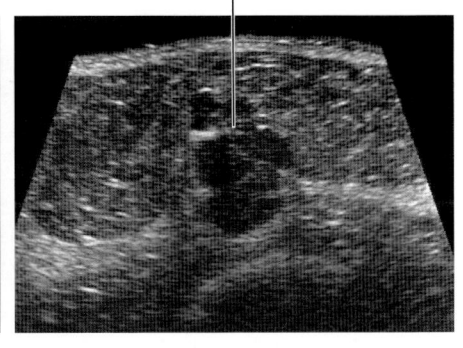

・縦横比が大きい
　縦横比が1.3と大きい値を示す腫瘤である. 腫瘤の形状は分葉形, 境界明瞭である.

I. 随伴所見

腫瘍周辺や乳房内および腋窩の所見を反映したものを随伴所見associated findingsという．随伴所見について模式図と番号を対比して示す（図m, n）．

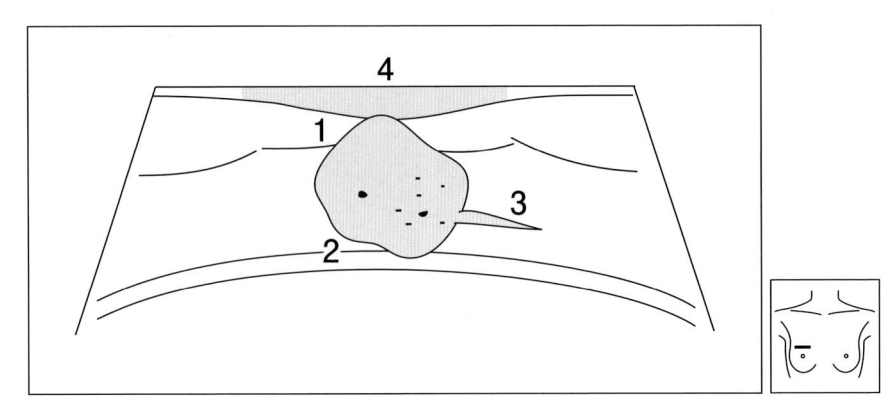

図m 随伴所見－1

◆随伴所見について

1. **前方乳腺境界線の断裂** interruption of the anterior border of mammary gland
   乳腺前方境界面の平滑性が失われた場合，前方乳腺境界線の断裂としてみられる．主に浸潤癌によるが非浸潤癌でもみられる．
2. **後方乳腺境界線の断裂** interruption of the posterior border of mammary gland
   乳腺後方境界面の平滑性が失われた場合，後方乳腺境界線の断裂がみられる．前方境界線の断裂と同様である．
3. **管状構造物** ductal structure
   乳管内の増殖病変が管状低エコー像としてみられる．
   ・腫瘍に連続する低エコー像は，乳管内成分の可能性が高い．
   ・分泌液の貯留や血管または拡張したリンパ管は無エコー像を示す．
4. **浮腫** edema
   皮膚のエコーレベルが低くなり，皮下組織が肥厚した像を示す．

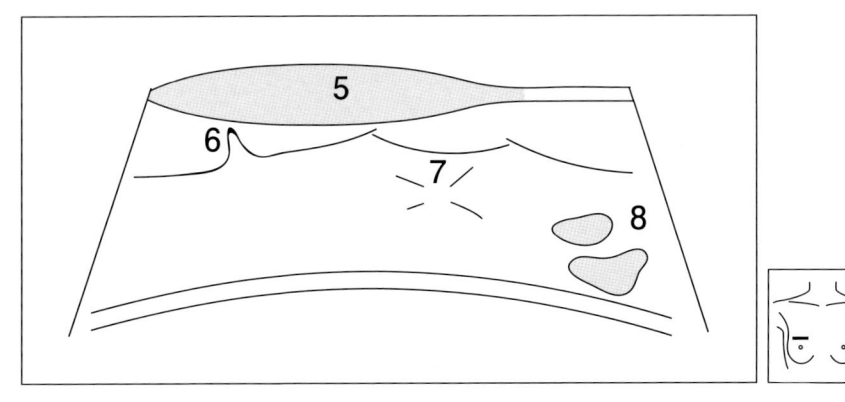

図n 随伴所見-2

5. **皮膚の肥厚** skin thickening
   炎症を伴う腫瘤または癌が皮膚に浸潤すると皮膚の肥厚を示す．
6. **クーパ靱帯の肥厚** thickening of Cooper's ligament
   クーパ靱帯の肥厚は靱帯の輝度が増し一部に幅広い像を示す．
7. **構築の乱れ** architectural distortion
   構築の乱れは腫瘤が明らかではないが正常な乳腺構築が歪んでいるもので，一点から放射状に広がるスピキュラspiculaや乳腺実質像の局所的引き込みあるいは歪みとしてみられる．
8. **リンパ節** lymph node
   リンパ節の腫大は腋窩部などに円形，楕円形の低エコー腫瘤としてみられる．複数みられることもある．

・随伴所見によるエコー像
随伴所見について模式図に示すものとエコー像を対比して示す.

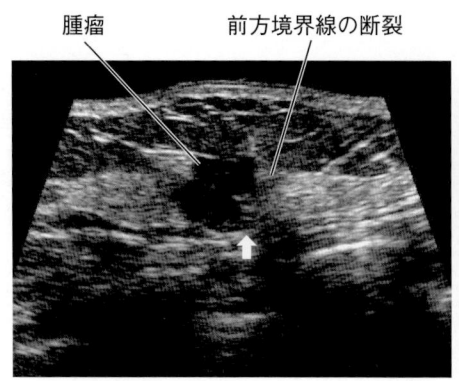

腫瘤　　前方境界線の断裂　　　　腫瘤　　前方・後方境界線の断裂

1. 前方境界線の断裂
腫瘤の存在により前方境界線の断裂がみられる．後方境界線は保たれている（矢印）．腫瘤は形状多角形，境界明瞭粗糙を示している．

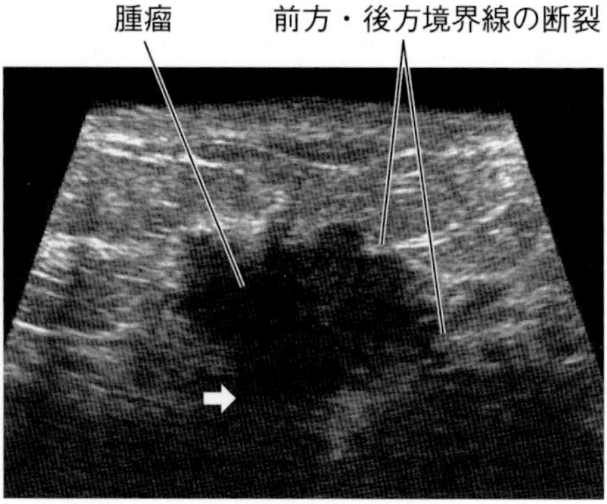

2. 前方・後方境界線の断裂
腫瘤により前方・後方境界線の断裂がみられる．脂肪織への浸潤が示唆される．腫瘤は形状分葉形，境界不明瞭，後方エコーの欠損を呈している（矢印）．

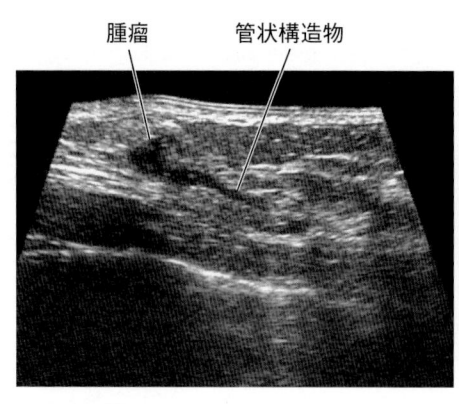

腫瘤　　管状構造物　　　　　　浮腫　　腫瘤

3. 管状構造物
腫瘤から連続する管状の低エコー像がみられる．乳管内進展が示唆される．

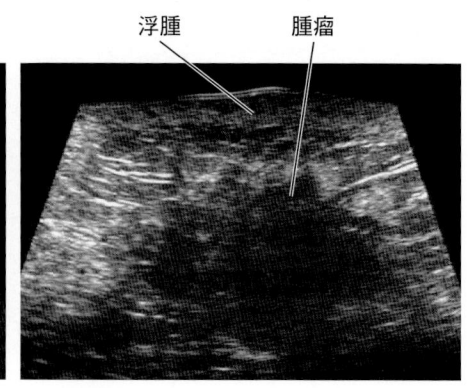

4. 浮腫
乳腺腫瘍の近傍には皮膚組織の浮腫像が不均質な低エコー像を示している．

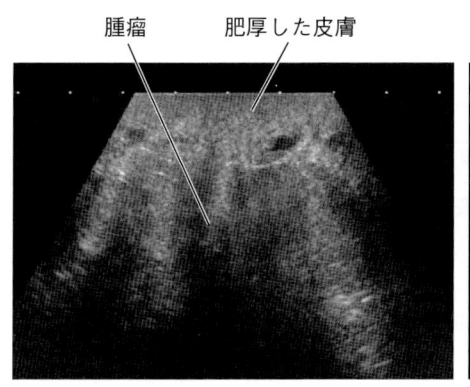

5. 皮膚の肥厚
肥厚した皮膚により皮下組織との境界が不明瞭な像を呈している．その下方には形状不整形，境界不明瞭な像がみられる．

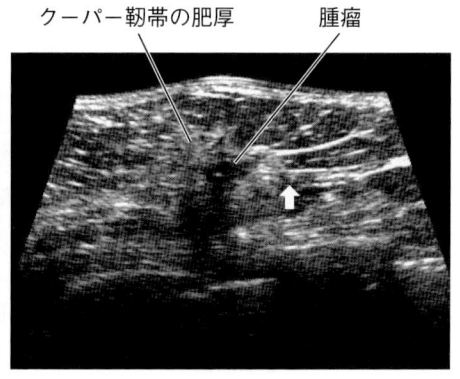

6. クーパー靱帯の肥厚
腫瘤から皮膚面に向かうクーパー靱帯Cooper's ligamentの肥厚および前方境界線の断裂がみられる（矢印）．
腫瘤は形状不整形，境界不明瞭な像である．

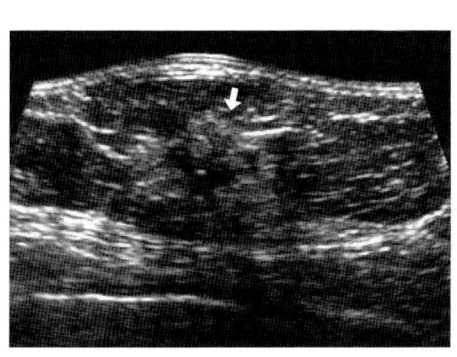

7. 構築の乱れ
腫瘤は明らかではないが乳腺のひきつれ，歪みが乳腺の構築の乱れを示している（矢印）．

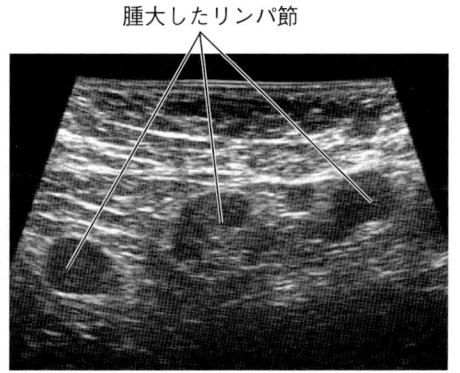

8. リンパ節腫大
腋窩部には腫大したリンパ節が円形，楕円形の低エコー腫瘤を示す．

カテゴリー

・腫瘍性病変のカテゴリー分類

所見が認められた場合，腫瘍性病変，非腫瘍性病変に分けて考える．判定はカテゴリー1から5とし，3以上は要精査とする．腫瘍性病変カテゴリー分類を図に，非腫瘍性病変のカテゴリー分類を表に示す．

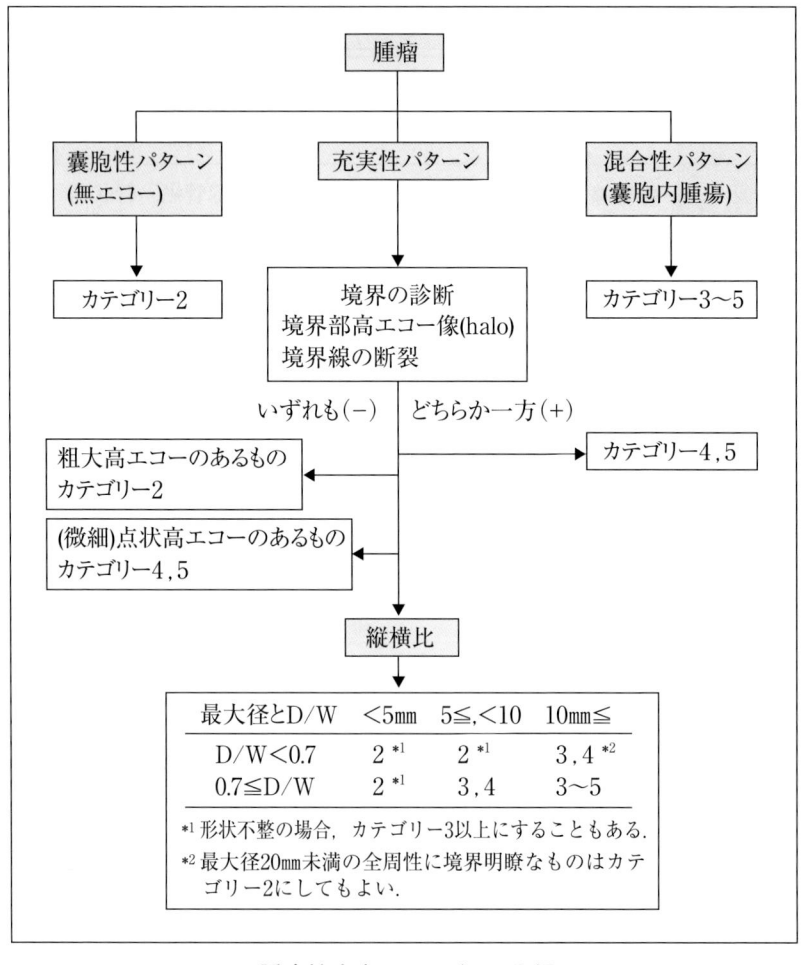

```
                            腫瘤
          ┌──────────────────┼──────────────────┐
    囊胞性パターン        充実性パターン        混合性パターン
     (無エコー)                                (囊胞内腫瘍)
          │                   │                   │
      カテゴリー2          境界の診断           カテゴリー3〜5
                      境界部高エコー像(halo)
                         境界線の断裂
                    いずれも(−)   どちらか一方(+)
                         │              └──→ カテゴリー4,5
   粗大高エコーのあるもの ←┤
   カテゴリー2            │
                         │
   (微細)点状高エコーのあるもの ←┤
   カテゴリー4,5          │
                         ↓
                       縦横比
```

最大径とD/W	<5mm	5≦,<10	10mm≦
D/W<0.7	2 *1	2 *1	3,4 *2
0.7≦D/W	2 *1	3,4	3〜5

*1 形状不整の場合，カテゴリー3以上にすることもある．
*2 最大径20mm未満の全周性に境界明瞭なものはカテゴリー2にしてもよい．

腫瘍性病変のカテゴリー分類
(『乳房超音波診断ガイドライン』より)

腫瘤性病変のカテゴリー分類の補足
腫瘤の性状に注目し，嚢胞性か充実性か，または混合性のいずれに属するのかを鑑別する．次に腫瘤の境界に注目し境界部高エコー（halo）または境界線の断裂のどちらか一方があればカテゴリー4ないし5となる．いずれにも属さなければ腫瘤内高エコーに注目する．微細点状高エコーがあればカテゴリー4ないし5となる．どれにも属さなければ縦横比に注目する．縦横比（D/W）が0.7以上あればカテゴリー3～5となる．

・非腫瘍性病変のカテゴリー分類

非腫瘍性病変のカテゴリー分類を表に示す．

非腫瘍性病変のカテゴリー分類

1. 低エコー域が，周囲乳腺あるいは対側同領域の性状と異なり，斑状，まだら状，地図状のいずれかを示し境界不明瞭な像として局所性または区域性にみられた場合，カテゴリー3～5とする． ・所見内に微細点状高エコーがある場合，カテゴリー4～5となる．	3. 乳腺内に多発性小嚢胞が限局性あるいは区域性の分布を示す場合カテゴリー3，び漫性の分布を示す場合カテゴリー2となる．
2. 乳輪より外側で，拡張乳管が両側に多発している場合，カテゴリー1あるいは2で要精査とはしない． ・単一区域の拡張乳管はカテゴリー3． ・拡張乳管に充実性エコーがあれば3～5． ・拡張乳管に微細点状高エコーがある場合，カテゴリー4～5となる．	4. 乳腺および周囲組織の構造が乱れたり，ひきつれがある場合で皮膚に瘢痕を伴う場合カテゴリー2，皮膚の瘢痕を伴わない場合カテゴリー4となる．

・**カテゴリー分類の判定**
　超音波で腫瘤性病変または非腫瘤性病変の存在に注目し，腫瘤がみられた場合，形状，境界の性状，内部エコー（高エコースポット），音響的所見などについて下表に示すカテゴリ分類の判定を5段階において判定するものである．

カテゴリー分類の判定

カテゴリー 1	異常なし
カテゴリー 2	良性
カテゴリー 3	良性優位
カテゴリー 4	悪性疑い
カテゴリー 5	悪性

第 2 章

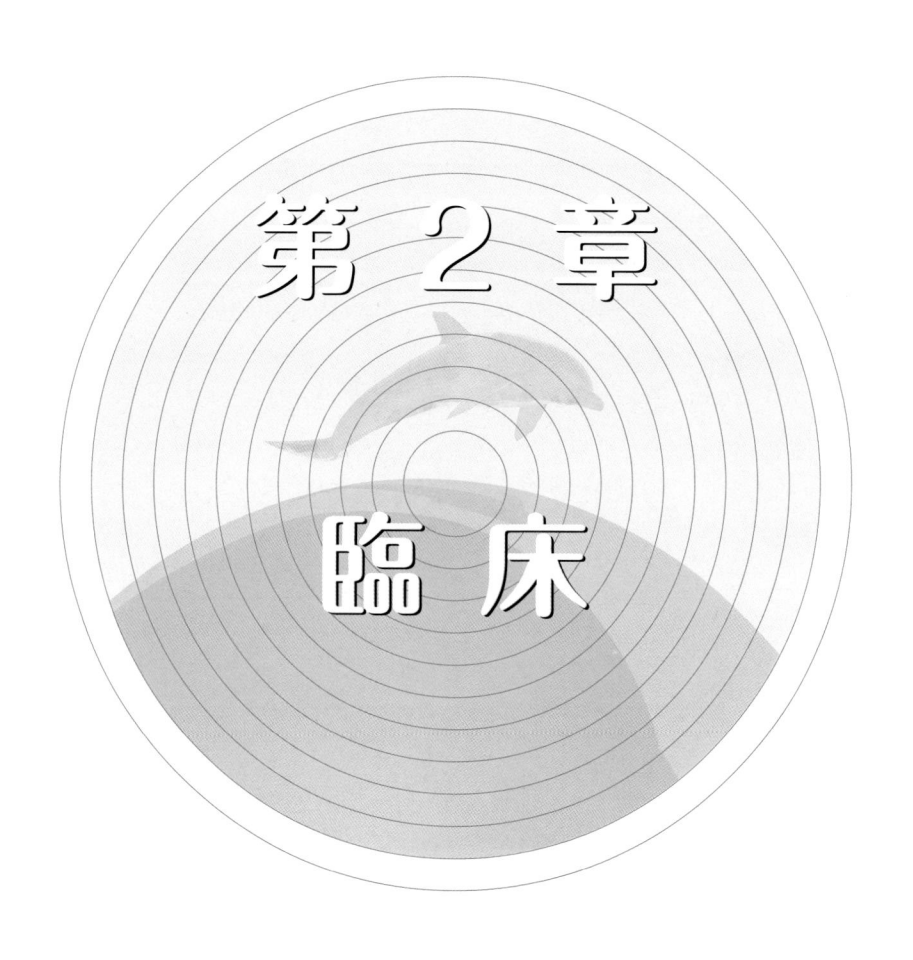

臨床

乳腺 mammary gland

・乳房

前胸部左右の膨らみをつくる部分が乳房で，中央の突出部分が乳頭，周囲の色素に富む部分が乳輪で多くのメラニン色素を含む．乳房は乳腺組織と脂肪組織から構成され，表面は皮膚に被われている．乳腺組織は小葉，乳管とそれを取り囲む結合組織からなる．乳管は小葉より発し乳管洞を経て乳頭表面に直径1～2mmほどの大きさで開口する．図a，bは乳房の解剖図を示す．

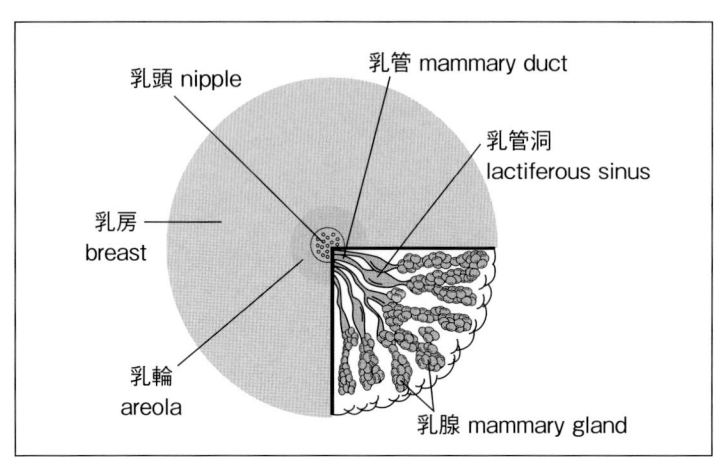

図a 乳房を上からみた図

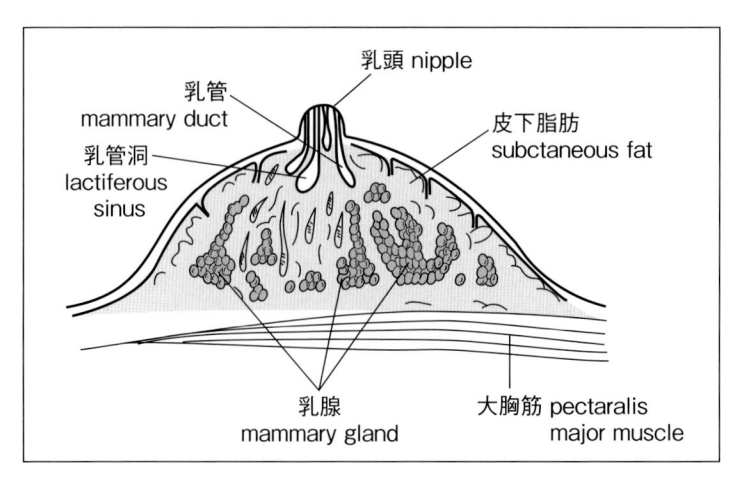

図b 乳房を横からみた図

・**乳腺の機能と構造**

乳腺機能は乳汁産生にある．乳汁は小葉でつくられるが，小葉は終末乳管の一部とそこから出る盲管状の膨らみからなる．乳管は乳汁を運ぶ管で，乳管上皮細胞と外側に接する筋上皮細胞の2相性をなし，基底膜によって包まれ間質組織から隔離されている．図cは乳腺の構造を示す．図中の薄いアミ部分は小葉部分を拡大したものである．

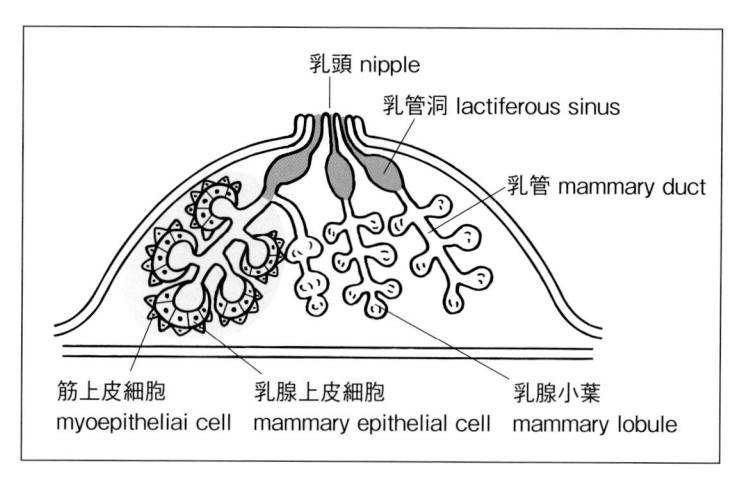

図c 乳腺の構造

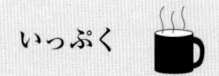

いっぷく

・**乳腺の変化**

乳腺はホルモンの影響を受けるため，年齢，生理周期，妊娠，授乳期で大きく変化する．思春期前期の乳腺は，乳頭直下に低エコーの塊状像を示す．この時期にはエストロゲンにより乳管系が発達するといわれ，生理が始まるとプロゲステロンの影響により乳腺の小葉構造が発達し，乳腺エコーは低エコー域が主体の像となる．妊娠により乳腺は大きくなり，授乳期には乳腺のエコーレベルは灰色のエコーを示し，乳頭近傍には拡張乳管がみられる．その後，閉経までの乳腺は個人差が大きく，豹紋状を示すもの，乳腺の高エコー内に乳管系が低エコーの管腔状としてみられるもの，小葉部分が均質な霜降り状のエコーを示すものなどさまざまである．閉経後期から老年期には，乳腺は脂肪に置換され厚みも薄くほぼ均一な高エコーとしてみられる．

・乳腺の発生と副乳について
　乳腺は皮膚腺の一つで上皮の肥厚は乳腺堤といわれ，胸部で発達し乳腺となるが，他の部位では退化消失する．退化が不完全で部分的に残ると副乳 accessory breast となる．乳腺堤は腋窩から恥骨上縁にわたる腺でミルクライン milkline と呼ばれ副乳はこの線上にみられる（図d）．副乳は人間が進化の過程で退化した乳腺が副乳として残ったもので，生理前や生理中に胸が張ったり痛みがあることで副乳と気づくことがある．

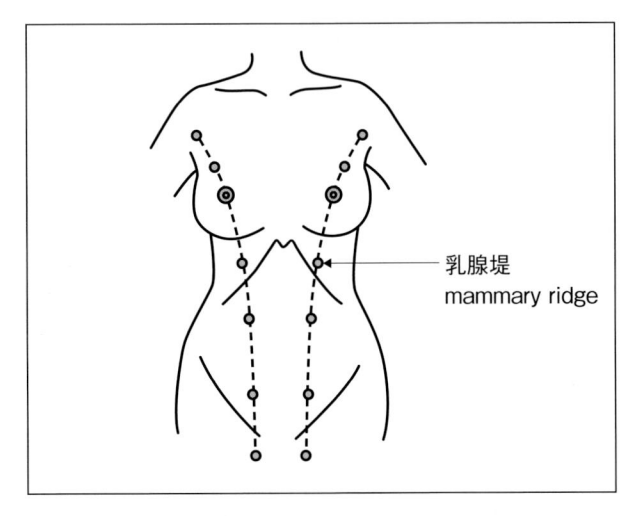

図d　ミルクライン

・乳房の超音波解剖について
　正常乳房の超音波解剖図を図eに示す．表面から深部に向かって，皮膚，浅在筋膜浅層，皮下脂肪，クーパー靱帯，乳腺，浅在筋膜深層，乳腺後脂肪組織，大胸筋の順に描出される．図fは，ほぼこれに対応する乳腺エコー像を示す．矢印は乳腺を示す．

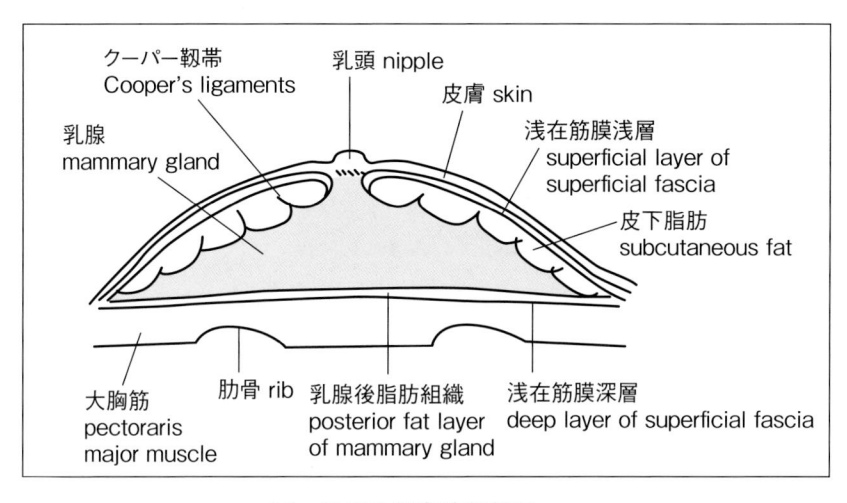

図e 乳房の超音波解剖図

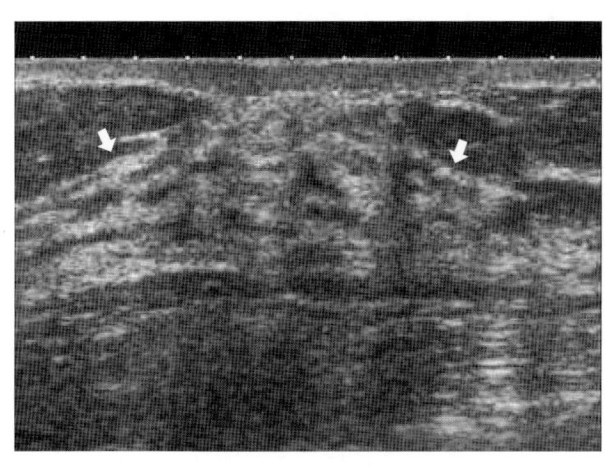

図f 乳腺エコー像

乳腺の走査と正常像およびポイント

・走査・正常像・ポイント
乳腺各領域の走査と正常像およびポイントについて示す．

AC領域走査

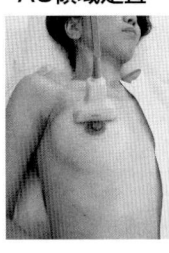

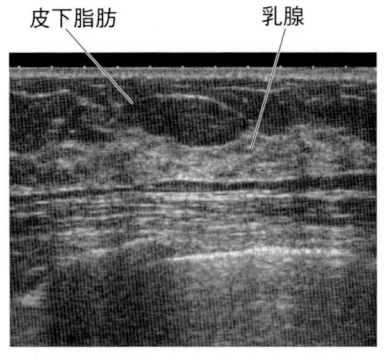

皮下脂肪　乳腺

・AC領域
探触子を少し押さえ気味にし，画像が描出されたら探触子をゆっくり走査し扇状走査などを採り入れながら繰り返し走査する．乳腺は加齢とともに退縮・変化することも念頭に走査する．

E領域走査

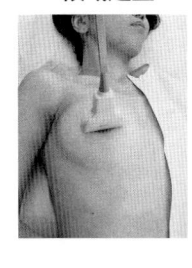

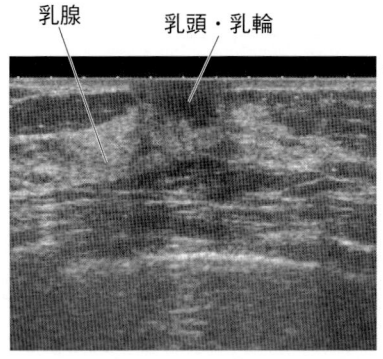

乳腺　乳頭・乳輪

・E領域
乳頭が張り出している場合と，乳頭が埋没している場合ではエコー像に違いがみられる．この像は通常みられる乳頭張り出しのE領域像である．乳頭を明瞭に描出するには，ゼリーを多めにぬって走査するとよい．乳輪部では病的に捉えられる場合があるので読影に注意する．

BD領域走査

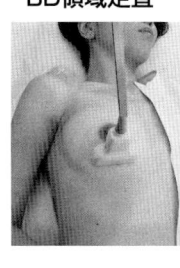

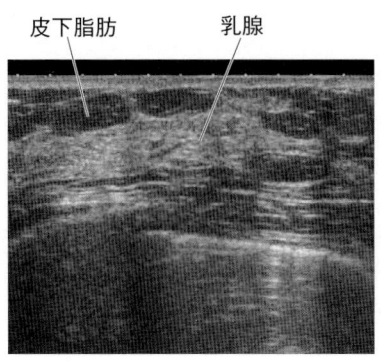

皮下脂肪　乳腺

・BD領域
乳頭より下方のBD領域における像を示す．皮下脂肪が走査によっては腫瘤と類似像を示すことがあるので縦・横走査で入念に観察する．

CD領域走査

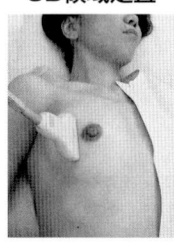

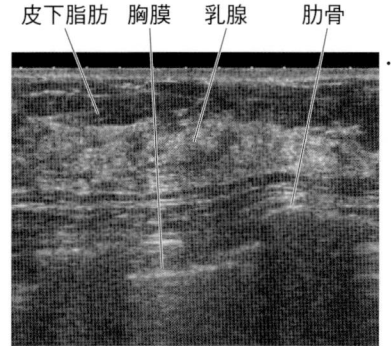

皮下脂肪　胸膜　乳腺　肋骨

- CD領域

乳腺の縦断像では画面下方にみられる肋骨と胸膜像に注目すれば縦・横走査の鑑別が静止画像からも可能である．すなわち縦走査の乳腺像は肋骨が短い線状高エコーとしてみられ，肋骨より下方の高エコー像が胸膜で，この像をhammock signと称し肋骨骨折をみるときの両者の鑑別にしている．

E領域走査

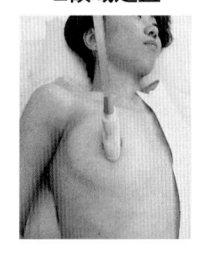

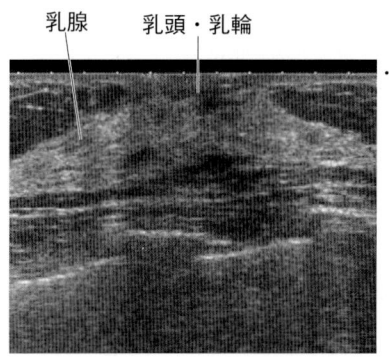

乳腺　乳頭・乳輪

- E領域

E領域の縦断像も横断像でみられるものとほぼ同様の像を示す．横断走査時と同様に乳頭下領域の走査はゼリーを多めにぬり，扇状走査を行うとよい．低エコー像を示すことがあるので腫瘤との鑑別に注意する．

AB領域走査

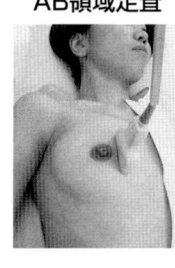

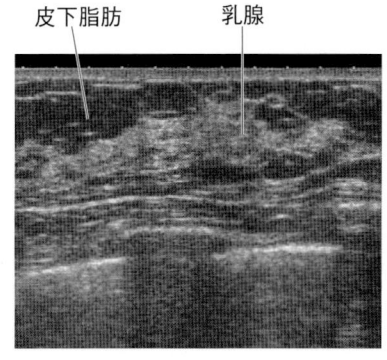

皮下脂肪　乳腺

- AB領域

超音波検査は縦・横検査であり異常と思われる像が描出された場合，2方向以上の走査で腫瘤の再現性についてみていくことが大切である．

正常乳腺のいろいろ

正常乳腺でも検査する部位や乳房の大きさ，走査部位，年齢，授乳期などによってさまざまなエコー像を示す．これらの画像について示す．

・20歳代の乳房

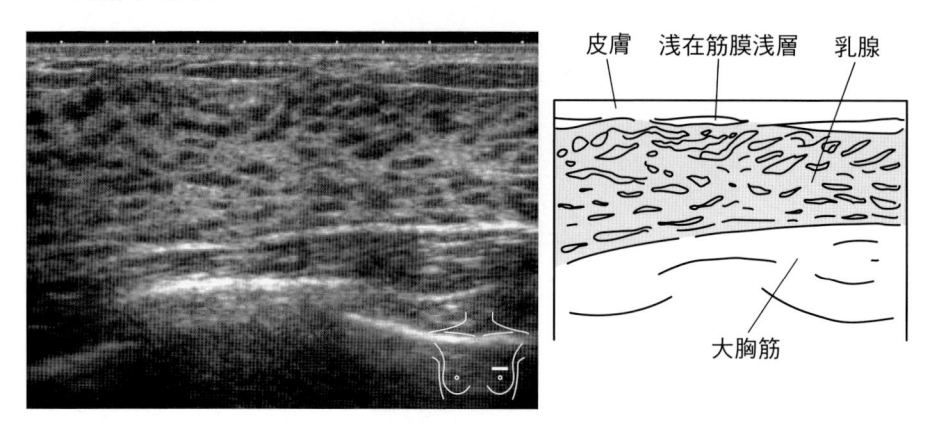

・エコーレベルの高い乳腺内には管腔状の低エコー域がみられる．20歳代乳房の正常なエコー像である．

・乳輪部

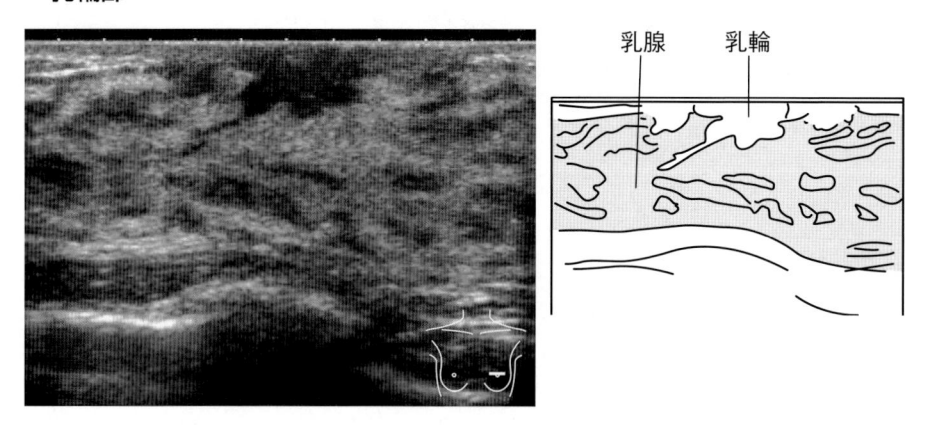

・乳輪部分の像である．走査によっては，形状分葉形，境界明瞭粗糙を示す腫瘤像であるが正常な乳輪部の像である．

・乳頭

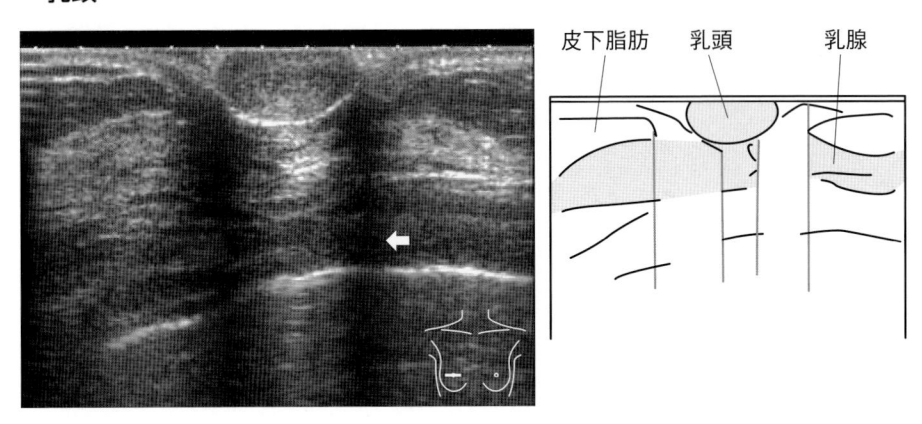

・乳頭のエコー像である．形状円形，境界明瞭平滑，辺縁は線状高エコーを示す内部エコー均質な像を呈している．乳頭の後方エコーは増強し，両側には音響陰影状のエコーがみられる（矢印）．

・埋没乳頭

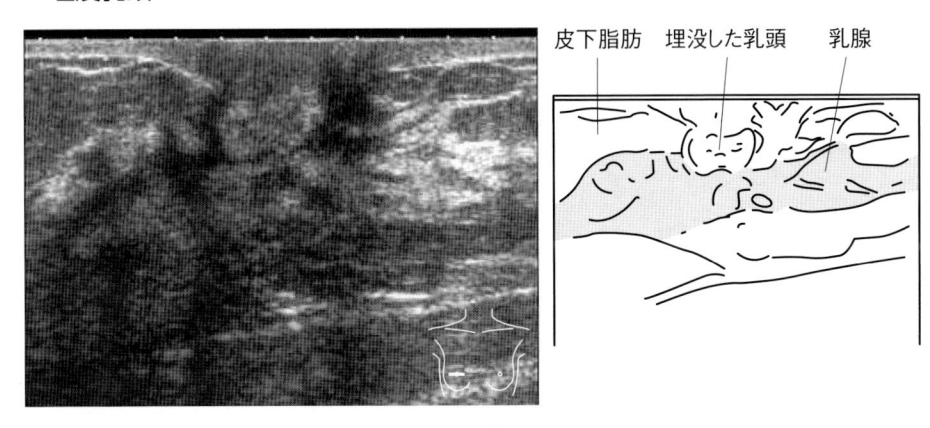

・埋没した乳頭のエコー像を示す．粘液癌と類似像を示すが正常例である．同じ埋没した乳頭のエコー像でも周辺組織などによりエコーパターンに差異がみられる．このような場合には左右差を比較して読影するとよい．

・乳腺と肋骨・胸膜

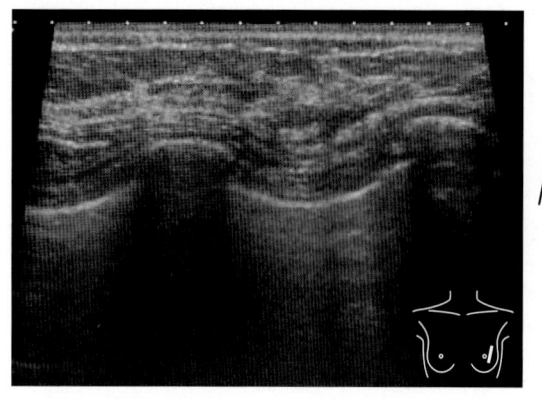

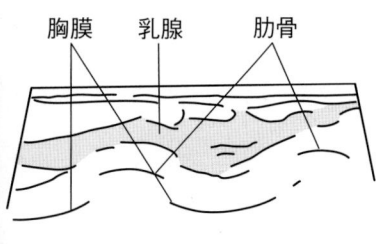

・乳房の縦断像である．乳腺の高輝度エコーの下方には，ハンモック状を示す胸膜と肋骨の短軸像がみられる．乳腺エコーで豊満乳房でない場合このような像を示すことがあるので，肋骨や胸膜の位置関係についても知っておくとよい．

・豊満乳房

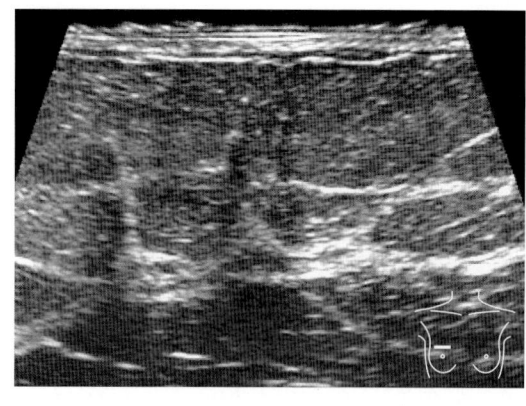

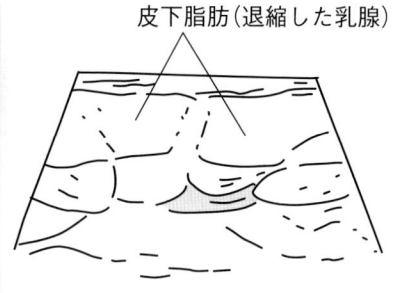

・巨大乳房のエコー像である．分厚い皮下脂肪が乳腺のエコーレベルより低い像を呈し内部には線状高エコーの走行が網目状にみられる．

・授乳中

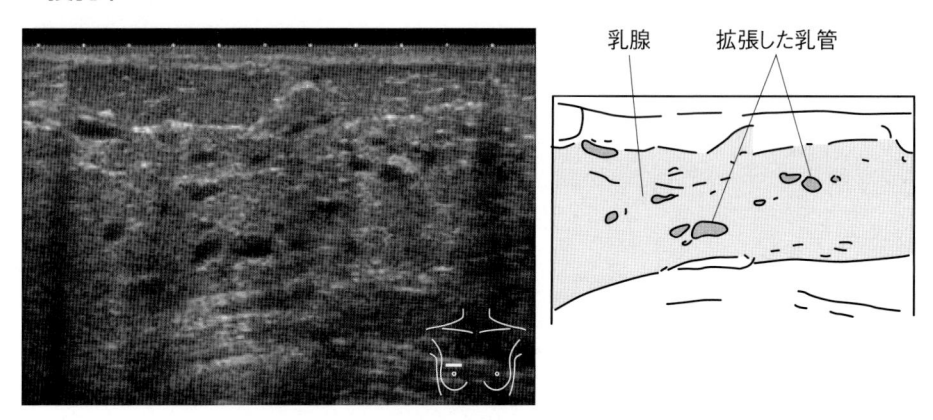

乳腺　拡張した乳管

・授乳中のエコー像である．乳腺全体のエコーレベルは低下し脂肪域と同等の像を示し，内部には拡張した乳管が多数みられる．

・授乳中の乳輪近傍

乳腺　拡張した乳管

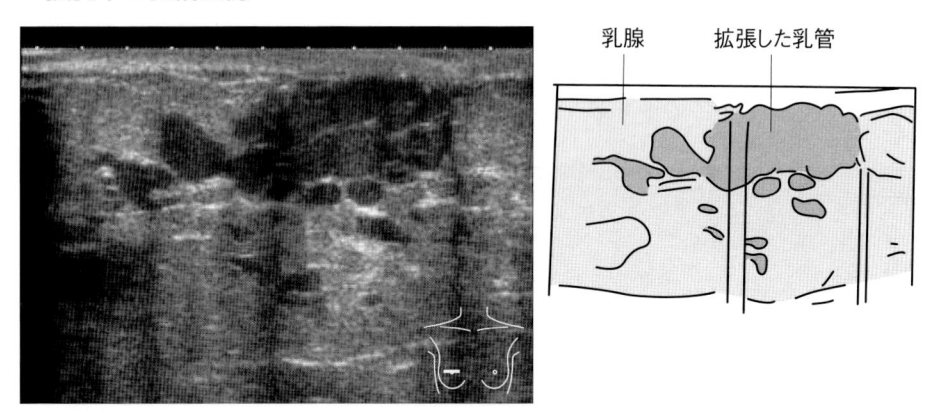

・授乳中の乳輪近傍をみたものである．拡張した乳管内には内部エコーを伴った乳汁がみられ，リアルタイムで観察すると乳汁の浮動がみられる．

各年代における乳腺像

各年代における乳腺像を示す．ここに示す乳腺像は典型像ではないが各年代における一つの傾向を示すエコー像と思われる．すなわち，乳腺は加齢とともに退縮し脂肪に置換されるが，乳房の大きさ，退縮の程度には個体差がみられる．

・30歳代

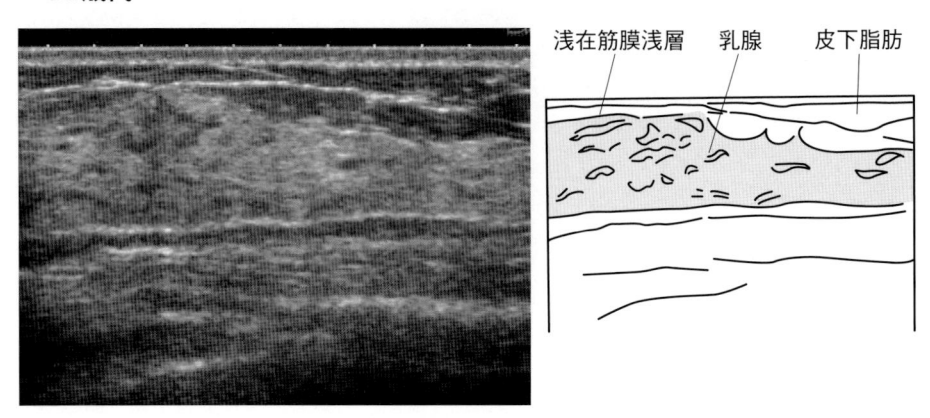

・30歳代の乳腺エコー像である．豊富な乳腺が皮下脂肪直下に幅のある高エコー像としてみられる．

・40歳代

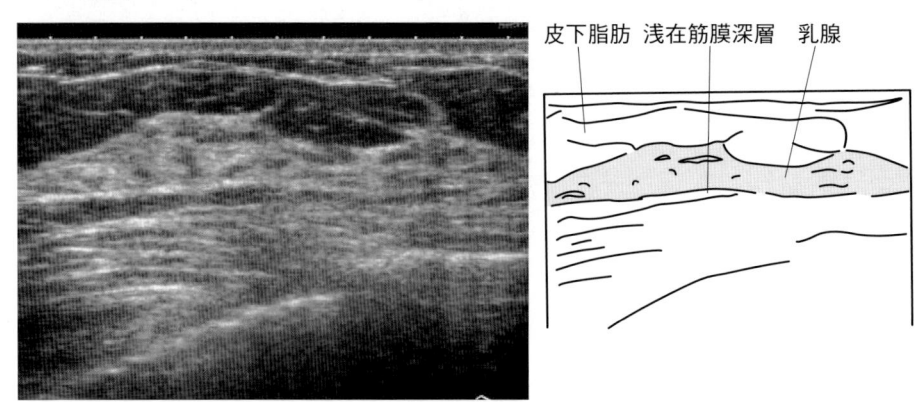

・40歳代の乳腺エコー像である．この年代になると乳腺は退縮により脂肪に置換され皮下脂肪の増加傾向がみられる．

・50歳代

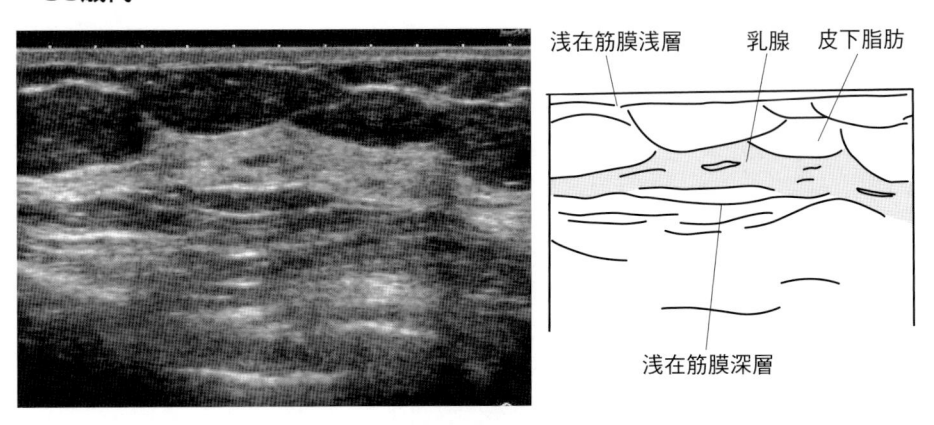

浅在筋膜浅層　乳腺　皮下脂肪

浅在筋膜深層

・50歳代の乳腺エコー像である．皮下脂肪の下方にみられる高エコーの乳腺領域は，30歳代の乳腺に比べ退縮した像を示している．

・60歳代

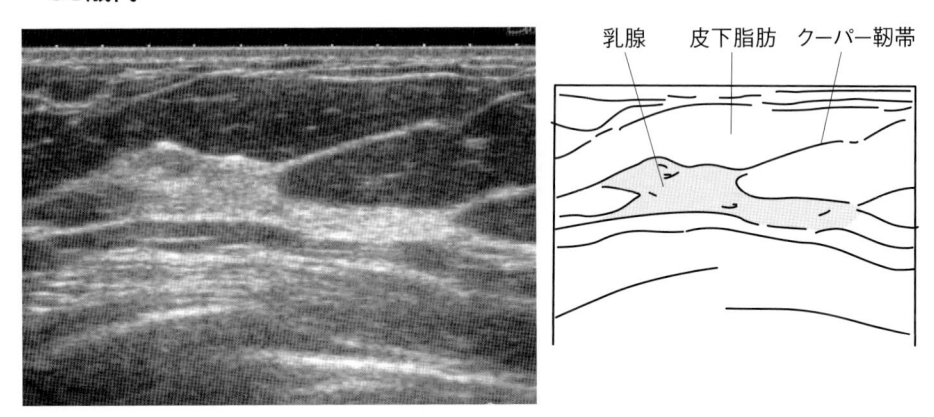

乳腺　皮下脂肪　クーパー靭帯

・60歳代の乳腺エコー像である．退縮した乳腺が高エコー像を呈しているが，乳腺の厚みも減少し皮下脂肪内にはCooper靭帯が線状高エコーとして描出されている．

乳腺エコーのピットホール

正常乳腺でも走査によっては悪性所見を疑わせるような像を示すことがある．これらのエコー像について示す．

・クーパ靱帯からの後方エコーの欠損

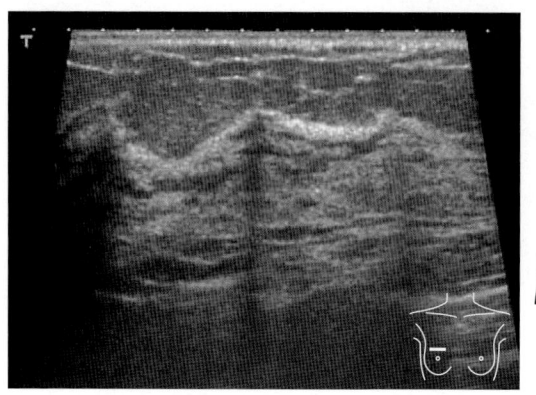

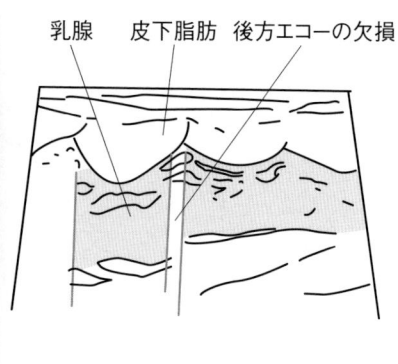

- クーパー靱帯が走査方向によっては後方エコーの減弱または欠損像を示すことから，硬癌と類似像示すことがある．

・乳輪部後方エコーの欠損

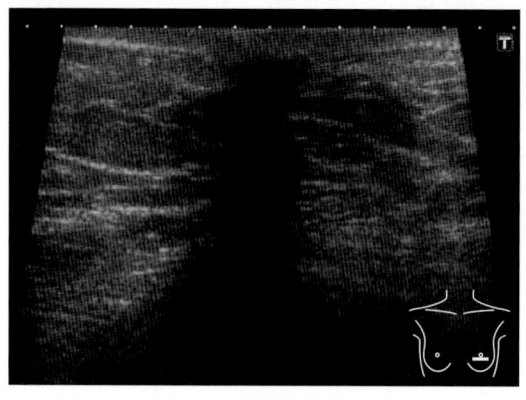

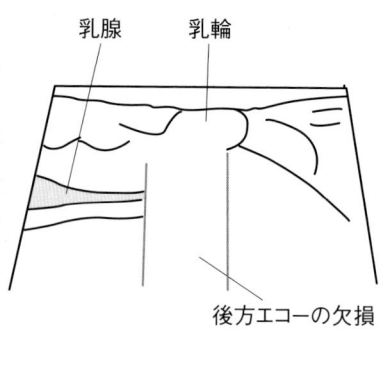

- 乳輪部を走査したものである．皮下には後方エコーの欠損がみられる．硬癌と類似像を示すことがあるので乳輪部の読影に注意を要する．

・**腫瘤と類似像を示す皮下脂肪**

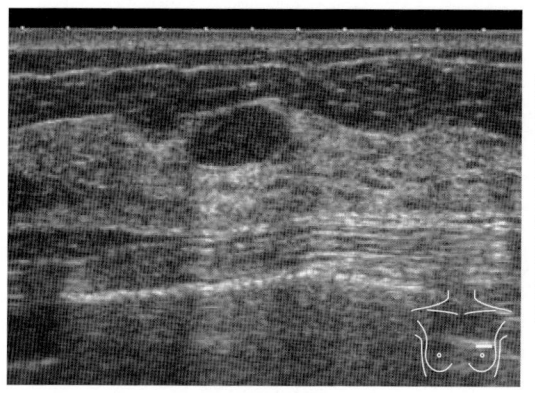

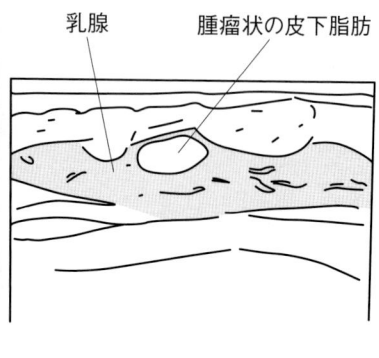

左乳腺の横断像

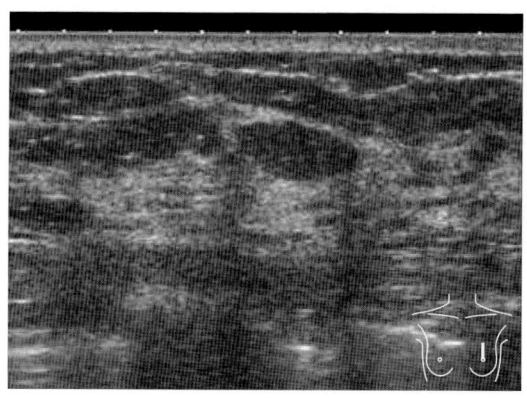

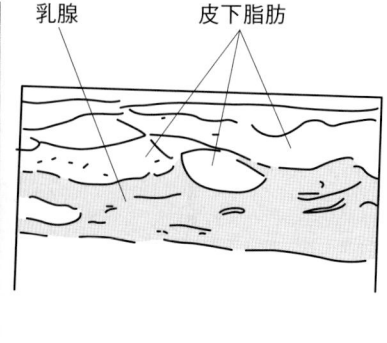

左乳腺の縦断像

・上図は左乳腺の横断像である．乳腺内に形状円形，境界明瞭平滑な低エコー腫瘤がみられる．下図は同部位を縦断走査で観察したもので乳腺外への脂肪の連続性がみられ皮下脂肪であることが確認できる．乳腺内の低エコー像がみられた場合，まず腫瘤を疑い2方向以上の走査により入念な観察が大切である．左右差を観察し判定するとよい．

- **腫瘤と類似像を示す肋軟骨の短軸**

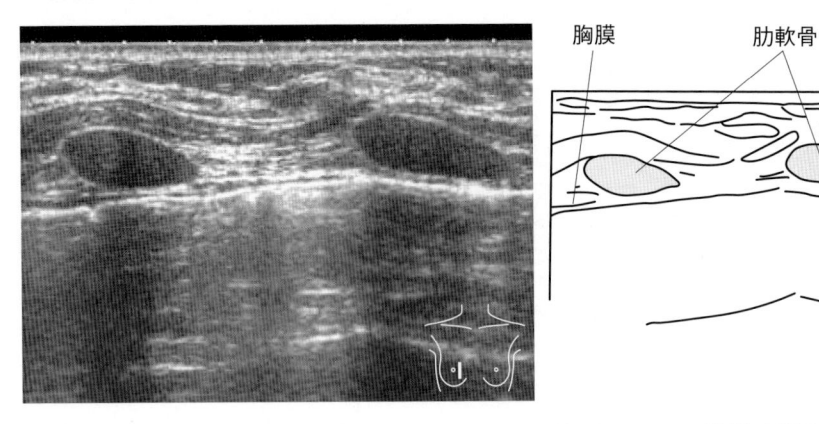

胸膜　　肋軟骨

・形状楕円形,境界明瞭平滑な低エコー像が2箇所にみられ線維腺腫と類似像を示すが,肋軟骨のエコー像である.特に肥満度の少ない場合の読影に注意する.

- **肋軟骨長軸**

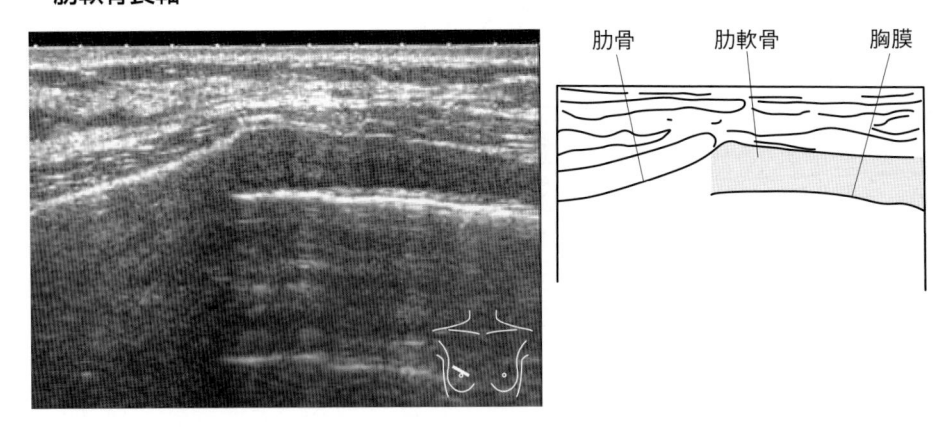

肋骨　　肋軟骨　　胸膜

・肋軟骨の長軸像を示す.肋骨から軟骨への移行する状態を示したものである.低エコー腫瘤がみられた場合,走査位置についても考えながら短軸,長軸走査により異常の有無を入念に観察する.正常な肋軟骨の長軸像である.

・胸膜腫瘤

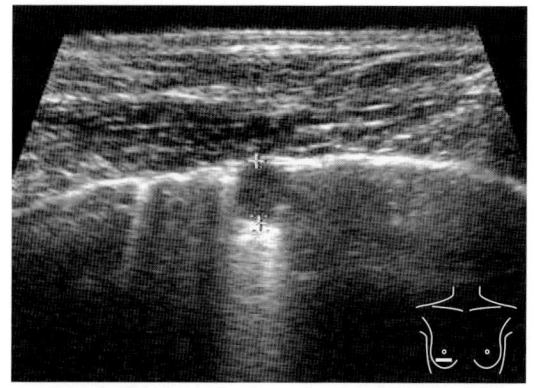

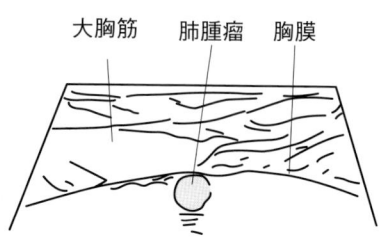

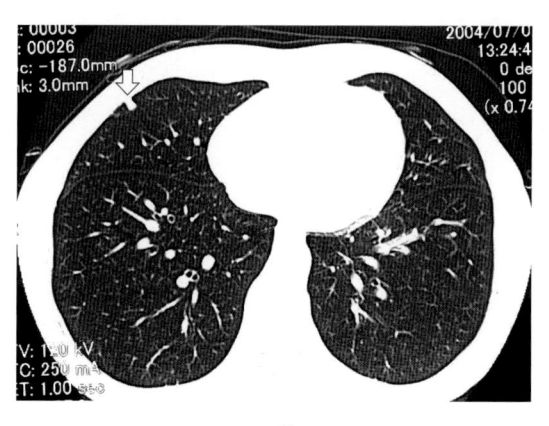

大胸筋　肺腫瘍　胸膜

CT像

・上図は乳腺エコーの検査中，乳腺領域より深い部位に，後方エコーの増強を伴う低エコー腫瘤が胸膜に接し肺側にみられる．肺腫瘍も考えられ精密検査となった．下図はCT像で炎症性の肺疾患と診断された（CT像　矢印）．日頃の検査では乳腺領域，大胸筋，肺にかけての深部方向における超音波の構造物についても注目することが大切である．

- **乳房の血管**

  乳房の主な動脈は鎖骨下動脈から分岐する内胸動脈，腋窩動脈から分岐する胸肩峰動脈と外側胸動脈から供給される．乳房の動脈は横ないし頭側に多くが走行するので，乳房の上半部が特に血管に富む．乳腺の静脈は主に動脈に沿って走行し，内胸静脈，外側胸静脈は肋間静脈に注ぐ．図に乳腺の動脈を示す．

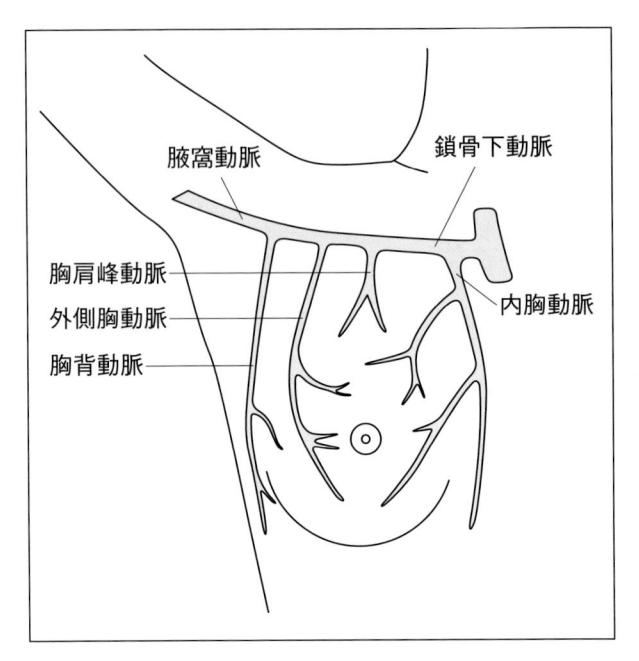

乳腺の動脈

- 乳腺腫瘍が認められた場合，拍動性波形の解析で一般に用いられる式を示すと次のようになる．

$$RI(resistive\ index) = \frac{Vmax - Vmin}{Vmax}$$

$$PI(pulsatility\ index) = \frac{Vmax - Vmin}{Vmean}$$

Vmax：最大流速，Vmin：最小流速，Vmean：平均流速

- 近年パルスドプラ法により波形解析することで，悪性腫瘍のRIやPI値が良性腫瘍に比べ有意に高値を示す報告もある．いずれも末梢血管抵抗を反映するものである．

良性疾患

乳腺における良性疾患のチェックポイント

乳腺の良性疾患におけるチェックポイントを模式図で示す．

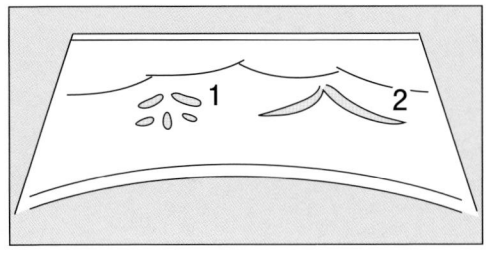

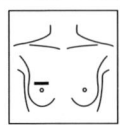

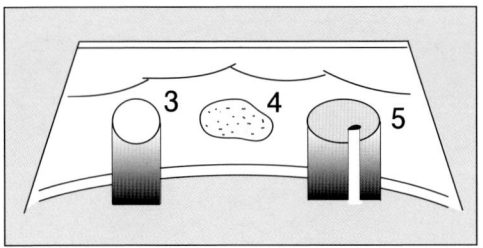

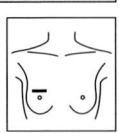

1. 乳腺症
乳腺内に豹紋状エコーがび漫性にみられる．
・乳管拡張や嚢胞を示すことがある．また，低エコー腫瘤を示す場合，悪性病変との鑑別が困難な場合がある．
・乳腺症は複雑な病理像を示すことから，エコー像も多彩である．

2. 乳管拡張
乳腺内に拡張した乳管が管腔像を示す．
・乳頭側では乳管がみられるが，明らかに左右差がみられる場合に注目する．
・乳管と血管との鑑別にカラードプラは有用である．血流があれば血管である．

3. 乳腺嚢胞
乳腺内に形状円形・楕円形を示し，境界明瞭平滑，内部エコーは無エコーで，後方エコーの増強と側方陰影がみられる．乳腺症の一つの変化として捉えられる．
・嚢胞の大きさや数などはさまざまである．
・カラードプラでは嚢胞周囲に血流信号がみられるが，内部には認められない．
・嚢胞壁肥厚は炎症性変化や悪性腫瘤を念頭に置く．

4. 乳腺膿瘍
嚢胞内に微細エコーを示す．
・圧を加え痛みがあれば膿瘍の可能性が高い．

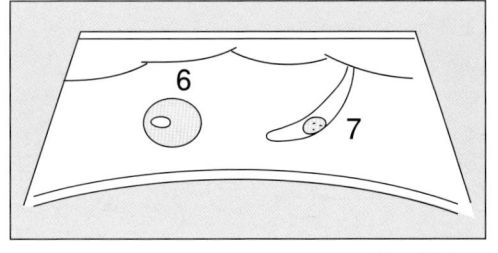

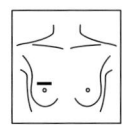

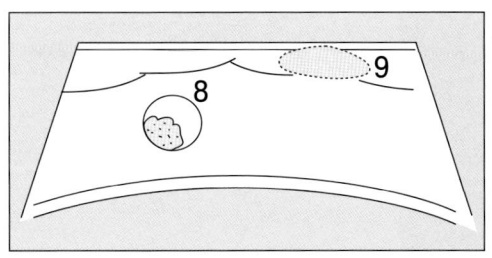

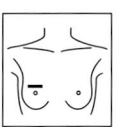

5. 線維腺腫
形状円形・楕円形，ときには分葉形を示し，境界明瞭平滑，内部エコー均質な低エコー像で後方エコーの増強を伴う．
- 音響陰影を伴った高エコースポットがみられることがある．
- 腫瘤の可動性がみられ20~30歳代に多い．
- 悪性腫瘍との鑑別が困難な場合がある．

6. 葉状腫瘍
線維腺腫より腫瘤径は大きく内部に囊胞域がみられる．悪性との鑑別が困難である．

7. 乳管内乳頭腫
拡張した乳管内に急峻な乳頭状の立ち上がり像を示す．乳頭分泌物を訴えることがある．
- 非浸潤性乳管癌(DCIS)との鑑別が必要である．

8. 囊胞内乳頭腫
囊胞内に乳頭増殖を伴った急峻な立ち上がり像を示す．
- 囊胞内癌や粘液癌などと非浸潤性乳管癌(DCIS)との鑑別が必要である．

9. 女性化乳房
男性の乳輪領域(E)の乳腺組織が腫大し，低エコー像を示す．
- 左右のエコーパターン，大きさを比較し判定する．
- 形状円形，境界明瞭粗糙，縦横比の大きな低エコー腫瘤は男性乳癌を疑う．

症例

良性疾患の症例を示す.

乳腺症 mastopathy, mammary dysplasia, fibrocystic disease

乳腺症は乳腺疾患の中で最も多くみられる．病理学的には増殖，萎縮，化生の3つの病変が混在している．本来，女性ホルモンは，卵巣ホルモンからのエストロゲンと黄体ホルモンのプロゲステロンの調節により分泌のバランスが保たれるが，このバランスが崩れエストロゲンが過剰分泌されると乳腺への反応に異常が生じ硬結や腫瘤あるいは軽い疼痛を伴う．これも月経周期により消長がみられる．エコー像では豹紋状mottled patternの像を呈したり，限局性の低エコー腫瘤を示すが，えくぼ状サインと称するディンプリング症状dimpling signはみられない．病理学的には退行性病変である囊胞形成が最も多い．増殖性病変としては腺症adenosis, 乳管内乳頭腫症intraductal papillomatosisなどがあり，化生としてはアポクリン化生apocrine metaplasiaがある．

・症例　乳腺症　mastopathy

48歳，右乳房C領域.

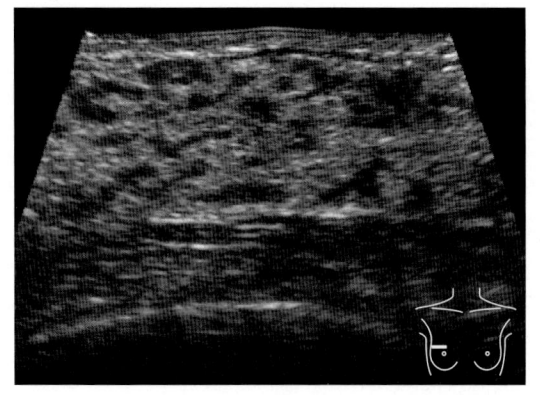

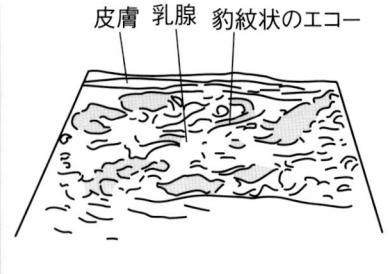

皮膚　乳腺　豹紋状のエコー

・エコーレベルの高い乳腺内には豹紋状mottled patternの像が広範にみられる．本症は軽い疼痛を伴い腫瘤や硬結を認めることがあるが，この例も検査中に圧痛がみられた．

- 症例　乳腺症 mastopathy

　　　37歳，右乳房A領域．

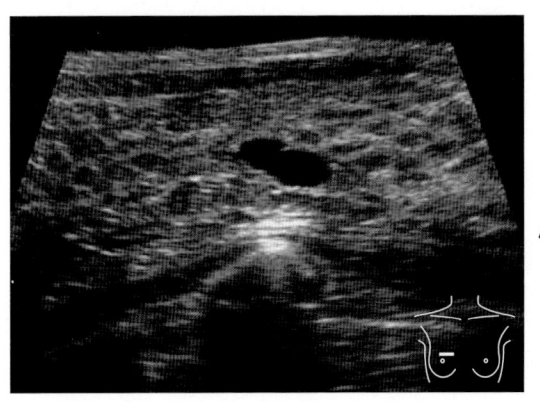

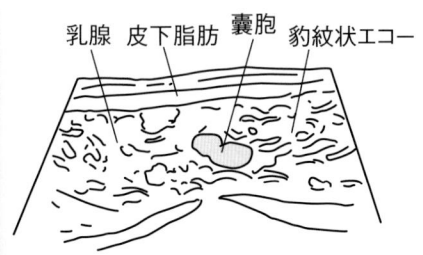

- 乳腺内には乳腺症に特徴的な豹紋状エコーに加え，形状楕円形の囊胞が認められる．本症は病理学的には乳腺の退行性病変で囊胞形成が最も多くみられ乳腺症の主体を成すことから，fibrocystic diseaseとも呼ばれる．

- 症例　乳腺症 mastopathy

　　　46歳，左乳房C領域．

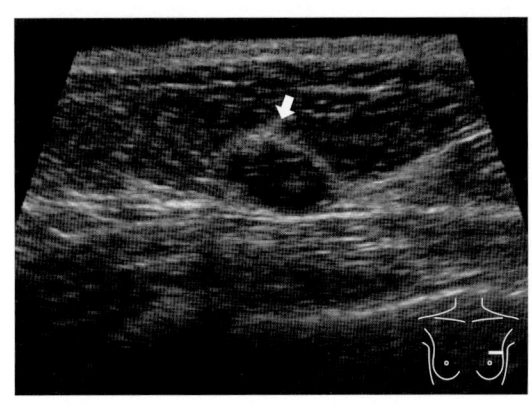

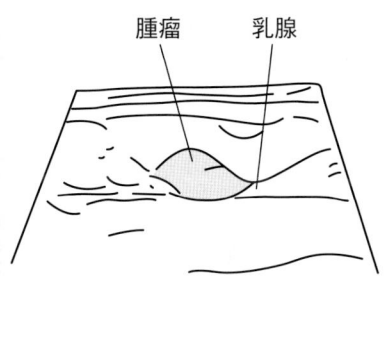

- 退縮した乳腺の一部には形状楕円形，境界明瞭平滑な低エコー腫瘤がみられる．マンモトーム生検の結果，腫瘍性病変は認められず乳腺症であった．このように腫瘤形成を伴う乳腺症の存在もみられる．

- 症例　乳腺症 mastopathy

　　45歳，右乳房AC領域．

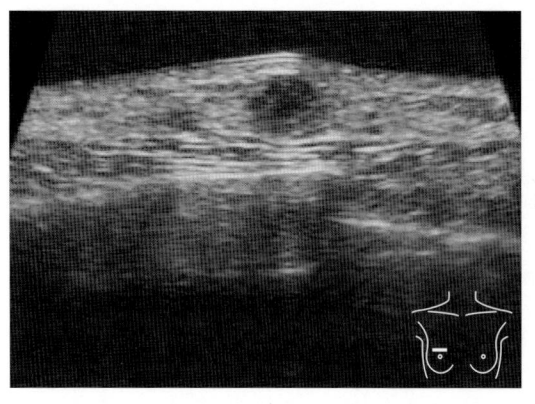

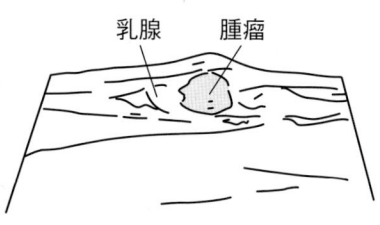

- 皮膚直下の乳腺領域内には形状円形，境界不明瞭な低エコー腫瘤がみられる．腫瘤内には隔壁状のエコーが描出されている．精査の結果，硬化性乳腺症であった．本症の場合，浸潤癌との鑑別が問題となる像である．

- 症例　術後乳腺腫瘤 breast tumor after operation

　　38歳，左術後乳房C領域．

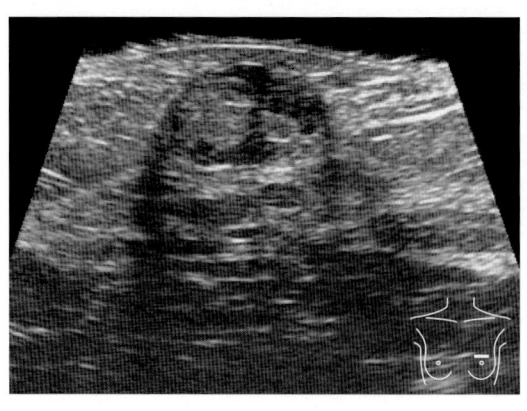

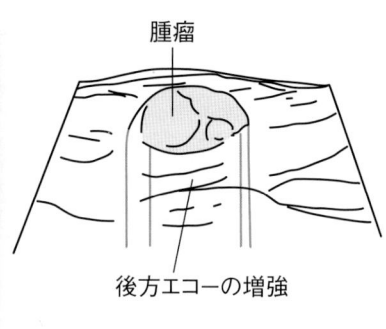

- 形状円形，境界明瞭，腫瘤内部には囊胞域と充実性領域がみられ後方エコーの増強も認められる．術後乳腺腫瘤であった．

乳管内乳頭腫 intraductal papilloma, 嚢胞内乳頭腫 intracystic papilloma

乳管内乳頭腫は，乳管内に乳頭状の増殖を示す良性の上皮性腫瘍で乳頭近傍に発生することが多い．乳管が嚢胞状に拡張したものが嚢胞内乳頭腫となる．中年女性に多くみられ，乳頭分泌物を訴えることがある．

- 症例　乳管内乳頭腫 intraductal papilloma

　　　44歳，左乳房A領域．

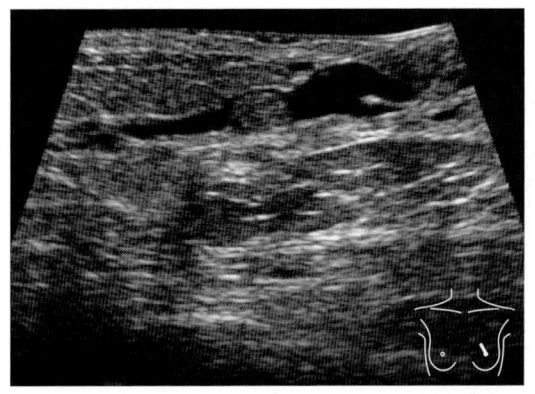

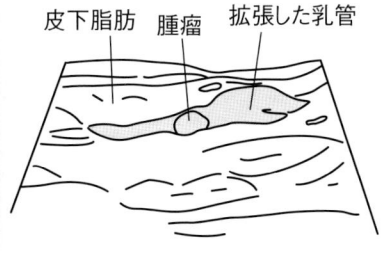

・限局性に拡張した乳管内には急峻な立ち上がりを示す充実性の内部エコーがみられる．石灰化を示唆する高エコーはみられない．

乳腺嚢胞 breast cyst

組織学的に嚢胞は乳腺症の一分症である．嚢胞のエコー像は形状円形または楕円形を示し，境界明瞭平滑，内部エコーは無エコーを示すが，中には微細エコーを伴うものもある．嚢胞の後方エコーは増強し，外側陰影もみられることから嚢胞を知るサインになる．嚢胞が小さい場合や濃縮したものでは内部エコーを伴った像としてみられる．

・症例　乳腺嚢胞 breast cyst

57歳，左乳房C領域．

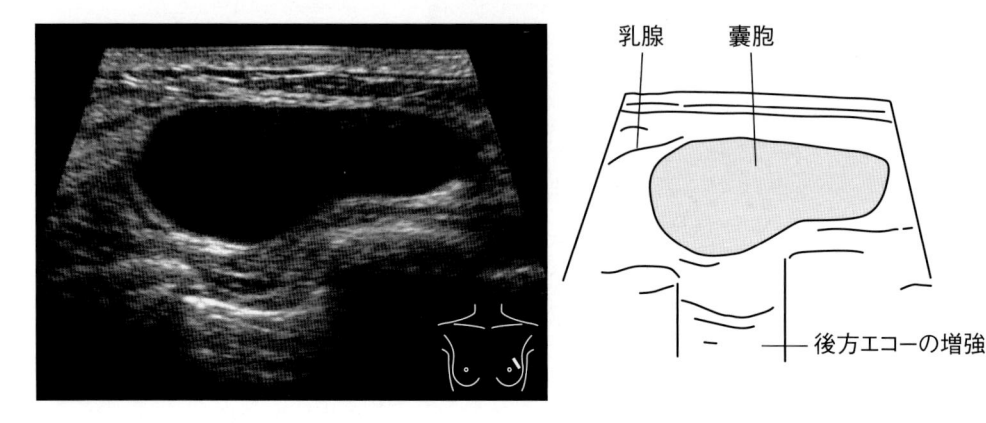

・形状楕円形，境界明瞭平滑，後方エコーの増強を伴った像を示す．嚢胞には単発のものから多発のものもあり，大きさもさまざまである．

・症例　乳腺嚢胞 breast cyst
　　　　60歳，右乳房AB領域．

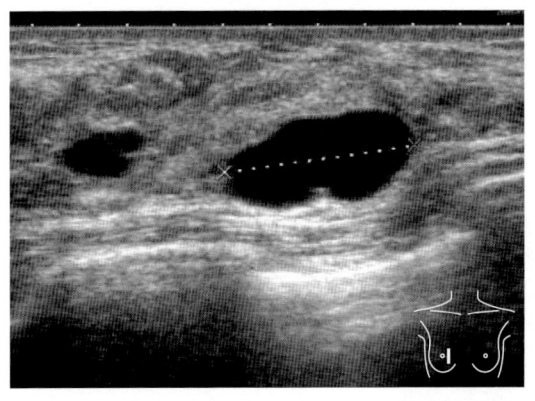

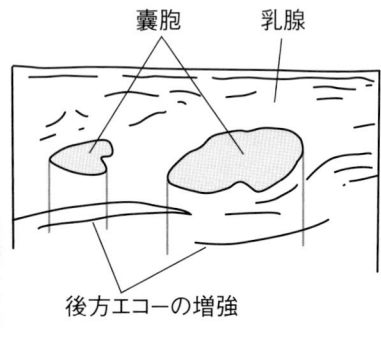

・形状楕円形，境界明瞭，後方エコーの増強を伴った大小の嚢胞が2箇所にみられる．嚢胞は単発から多発までさまざまである．

・症例　乳腺嚢胞 breast cyst
　　　　59歳，右乳房C領域．

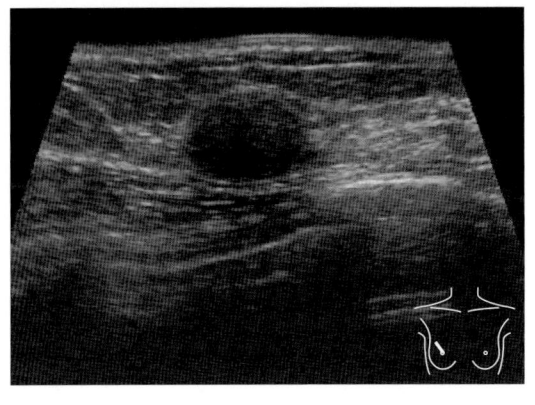

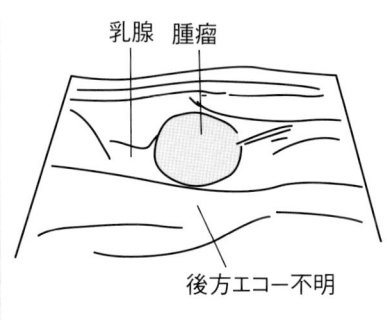

・形状円形，境界明瞭平滑な低エコー像がみられる．嚢胞に特徴的な後方エコーの増強はみられないが，やや減弱している．濃縮嚢胞であった．

線維腺腫 fibroadenoma
線維腺腫は間質結合組織の線維と上皮成分の線維との共同増生による良性腫瘍で，20〜30歳代の女性に多くみられる．触診では類円形で表面平滑，可動性のよい腫瘤として認められる．大きさは2cm大のものが多いが，若年者に発生するものには急速に増大する巨大線維腺腫giant fibroadenomaもある．音響陰影を伴う粗大石灰化を示すことがある．

・症例　線維腺腫　fibroadenoma
　　51歳，左乳房C領域．

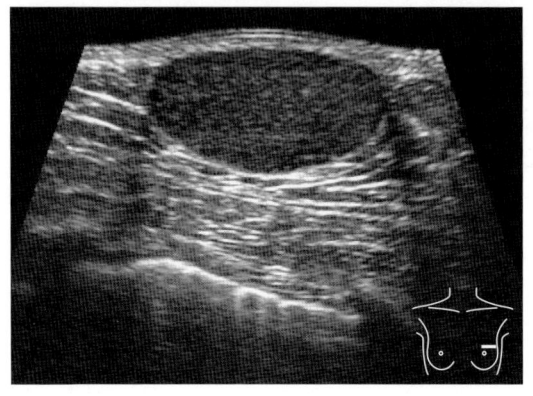

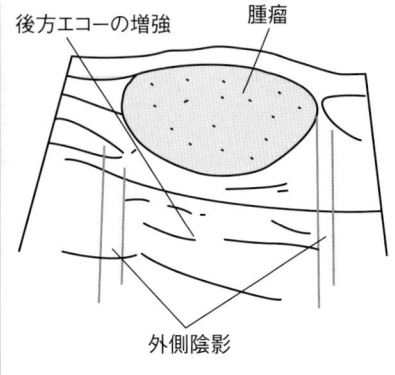

・形状楕円形，境界明瞭平滑，内部エコー均質な腫瘤の後方エコーは増強し，外側陰影もみられる．線維腺腫の典型像である．

・症例　線維腺腫 fibroadenoma

50歳，右乳房A領域．

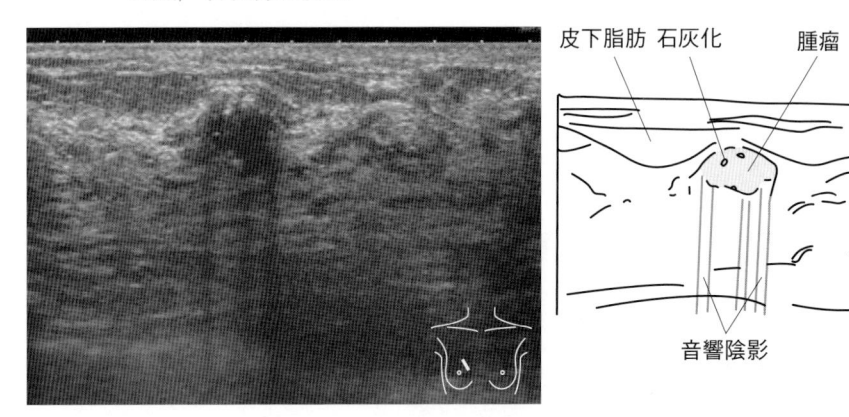

皮下脂肪　石灰化　腫瘤　乳腺

音響陰影

・形状円形，低エコー腫瘤の表面には高エコースポットがみられる．腫瘤後方には石灰化による音響陰影が認められる．陳旧性線維腺腫であった．

・症例　線維腺腫 fibroadenoma

48歳，左乳房C領域．

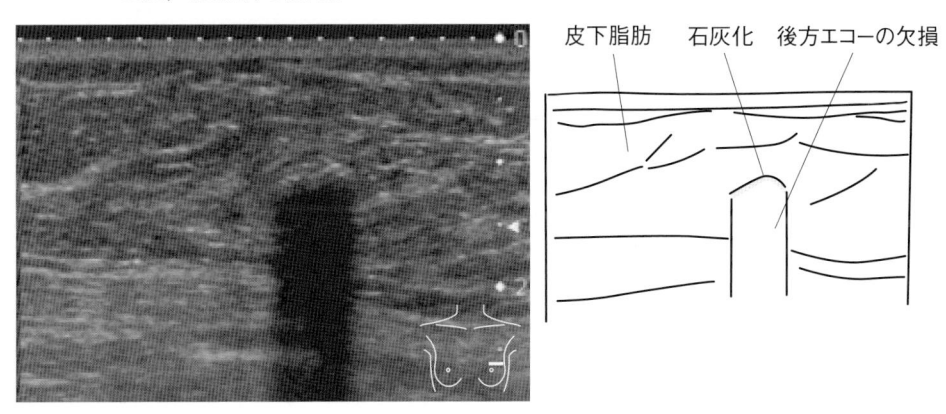

皮下脂肪　石灰化　後方エコーの欠損

・乳腺内には音響陰影を伴った粗大石灰化（高エコースポット）が後方エコーの欠損を呈している．陳旧性線維腺腫であった．

葉状腫瘍 phyllodes tumor
葉状腫瘍は腺上皮の間を線維性間質が浮腫状に増殖した腫瘍で，結節傾向が強く巨大なものが多い．結合組織成分が悪性化を呈することもあり，良性病変，境界病変，悪性病変の3段階に分類される．超音波像では形状楕円形，境界明瞭平滑，内部エコーは線維腺腫より粗糙で囊胞性部分を形成することがある．

・症例　葉状腫瘍 phyllodes tumor

　　　　15歳，左乳房AB領域．

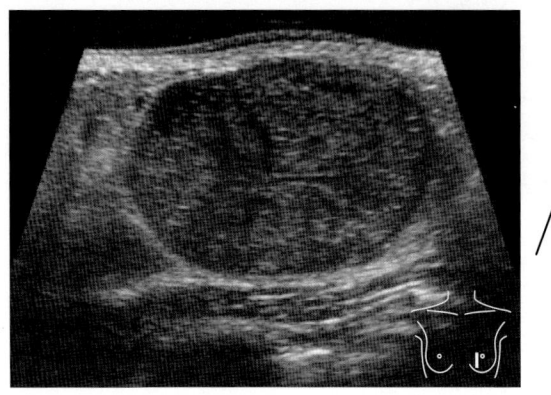

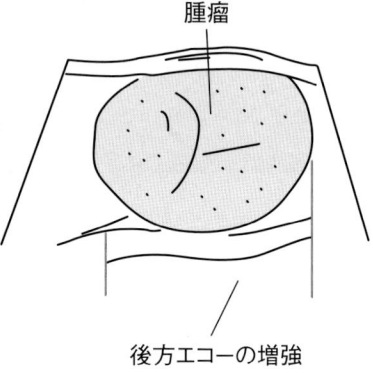

・形状円形，境界明瞭平滑な充実性の低エコー腫瘤がみられる．腫瘤内部には葉状腫瘍を示唆する囊胞域はみられないことから大きな線維腫も考えられたが，組織診断は葉状腫瘍であった．

乳腺炎 mastitis

乳腺炎は乳腺の炎症性疾患で急性型と慢性型がある．急性乳腺炎のほとんどが授乳期の産褥期にみられる．うっ滞性乳腺炎congestive mastitisは，乳汁の排出障害によるもので症状は局所の疼痛，腫脹である．急性化膿性乳腺炎acute purulent mastitisは，細菌の感染によって発熱，悪寒を伴うもので乳房の発赤，疼痛，腫脹がび漫性にみられるが，次第に限局して膿瘍を形成する．急性乳腺炎と鑑別すべきものに炎症性乳癌がある．急性症状のない慢性乳腺炎による硬結は乳癌との鑑別が難しい．難治性で長期にわたって再発を繰り返す炎症性疾患に乳輪下膿瘍subareolar abscessがある．

・症例　乳腺炎 mastitis

　　28歳，左乳房AB領域．

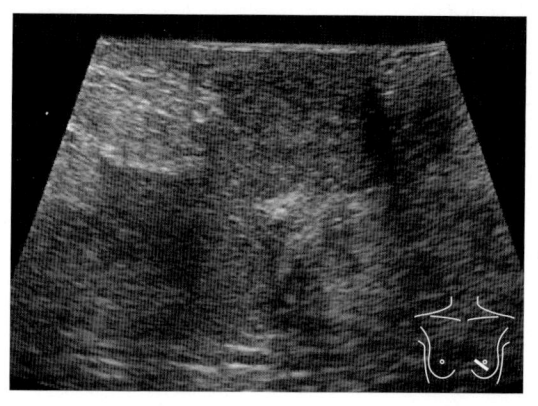

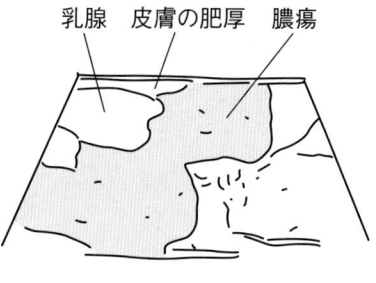

・乳房表面に腫脹がみられたため，音響カプラを用いリニア探触子で腫瘤と皮膚面の様子をみたものである．形状不整，境界明瞭粗糙を示す腫瘤の内部エコーは不均質で，皮膚の肥厚もみられる．穿刺により膿が確認された．

・症例　乳瘤 galactocele

　　　30歳，右乳房BD領域．

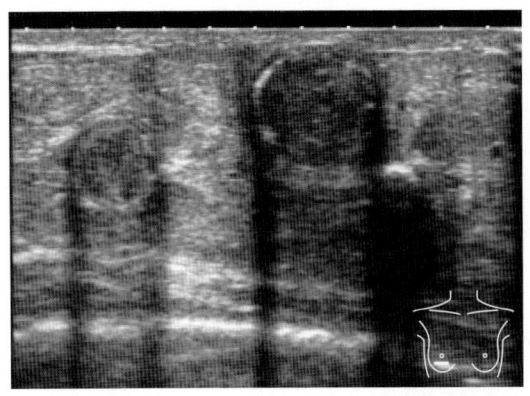

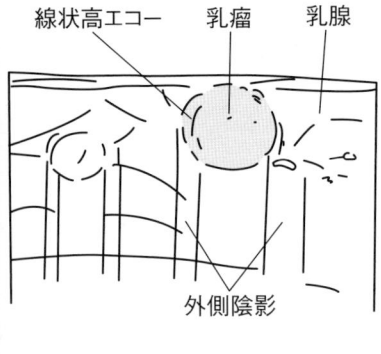

・形状円形，境界明瞭平滑，腫瘤周囲の一部には半円形を示す線状高エコーがみられる．内部エコーはほぼ均質で外側陰影がみられる．乳瘤は授乳期に局所的に乳汁が停滞，貯留することによってチーズ様に変性したものである．

・症例　炎症性偽腫瘍 inflammatory pseudotumor

　　　68歳，右乳房C領域．

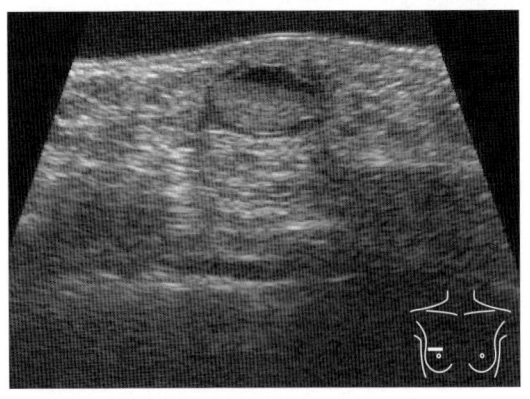

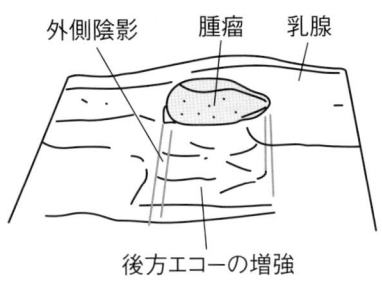

・形状円形，境界明瞭平滑な腫瘤がみられる．腫瘤内部にはエコーレベルの高い部分が液面形成を呈し，後方エコーの増強および外側陰影も認められる．粘液癌も示唆されたが生検により組織診断は炎症性偽腫瘍であった．

・症例　肉芽腫 granuloma

　　　53歳，右乳房CD領域．

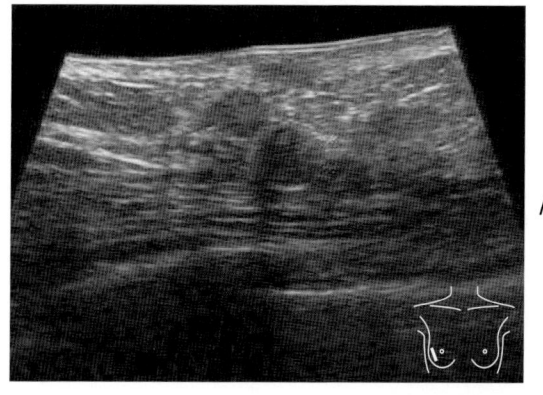

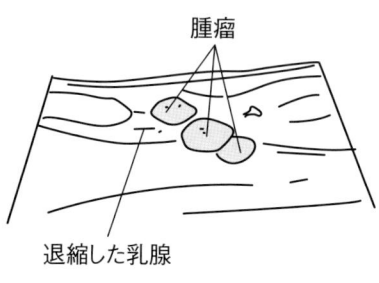

・形状円形，境界明瞭平滑，内部エコー均質な低エコー腫瘤が3つほど接してみられる．大きさは6〜8mm大である．生検により組織診断は肉芽腫であった．

・症例　過誤腫 hamartoma

　　　22歳，右乳房E領域．

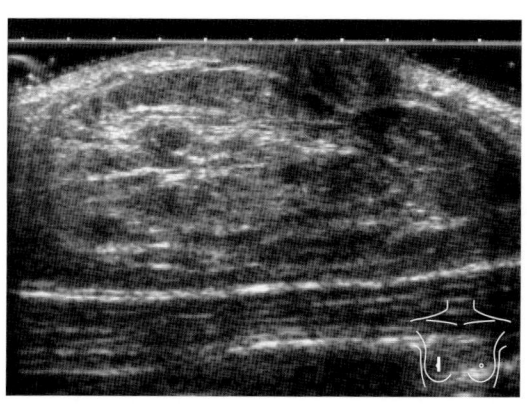

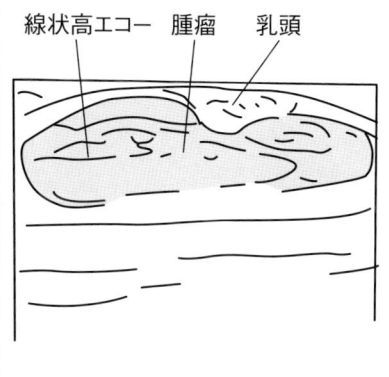

・乳頭直下には形状楕円形，境界明瞭平滑な腫瘤がみられる．内部のエコーレベルは高く，線状高エコーを伴い不均質な像を呈している．本症は組織の組み合わせや構成成分の割合の異常に基づくもので，組織奇形およびその奇形組織の増殖により生ずる腫瘍様新生物である．

脂肪腫 lipoma

脂肪腫は，脂肪組織内にみられる腫瘤で40〜50歳代の女性に多くみられる．腫瘤は軟らかく弾性に富み，小さなものから大きなものまで存在する．

・症例　脂肪腫 lipoma

　　　39歳，右乳房D領域．

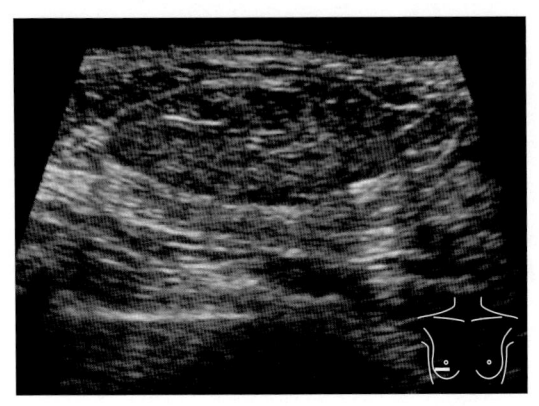

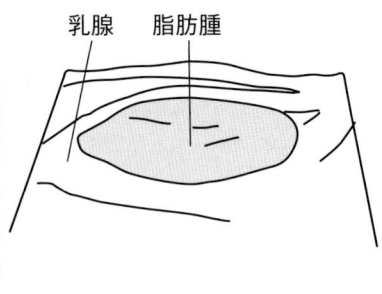

乳腺　脂肪腫

・形状楕円形，境界明瞭平滑な腫瘤がみられる．腫瘤の内部は線状高エコーを伴い，皮下脂肪と同等なエコーレベルを示している．

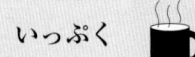

いっぷく

・脂肪腫について

正常な脂肪組織があれば脂肪腫が発生する可能性がある．皮下に発生することが多く，好発部位は，頸部，項部，背部，肩甲部，臀部，大腿部などであるが，乳腺の場合は少ない．脂肪腫の超音波所見は扁平状の腫瘤としてみられ境界は，腫瘤や発生部位により明瞭なものから不明瞭なものまであるが，腫瘤内部には線状高エコーがみられる．

乳房異物 foreign body

豊胸術の目的で乳房内にパラフィンparaffinや，シリコンsiliconなどの異物が挿入されることがある．乳房内異物は悪性腫瘍に進展することもあり，内腔や周囲の状態を詳細に観察することが大切である．

・症例　乳房異物 foreign body

44歳，右乳房C領域．

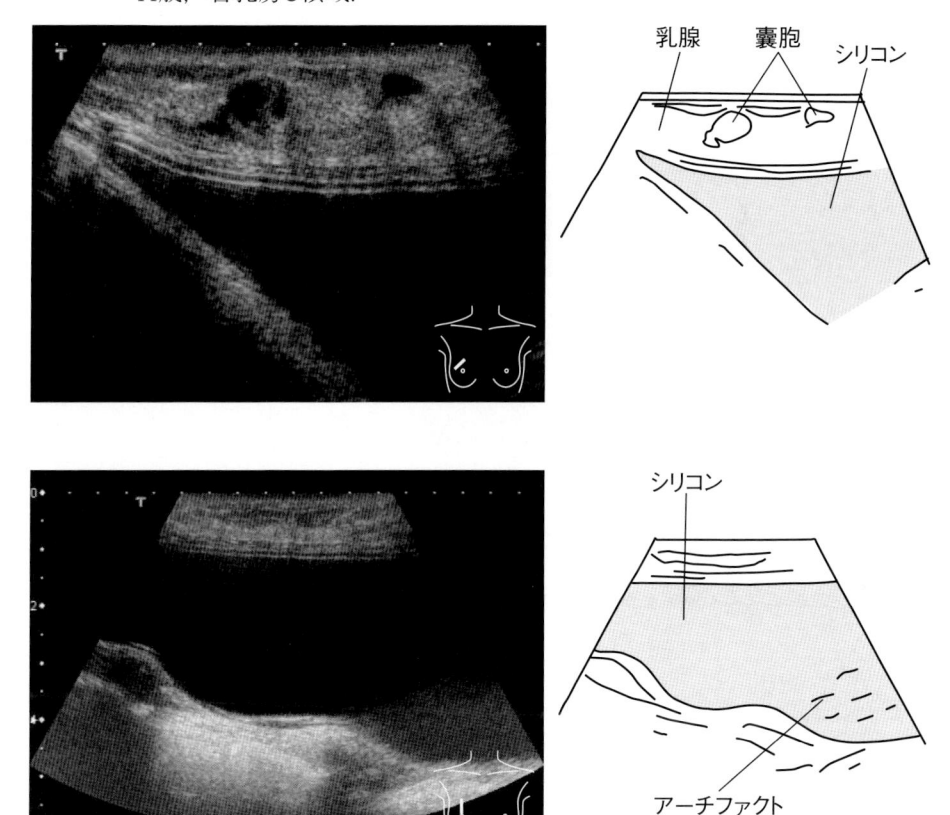

・上図では厚みの少ない乳腺内に2つの囊胞がみられる．囊胞内には隔壁状のものも描出されている．その下方には大きな囊胞域が認められるが内部エコーはみられない．シリコンによる豊胸術後の像である．方向を変えた乳房のエコー像を下図に示す．走査方向が異なれば囊胞域も異なったエコーパターンを観察することができる．

女性化乳房症 gynecomastia

男性の乳房が片側または両側性に乳輪下に軽度の圧痛と腫瘤硬結を示す．発症年齢は思春期と60歳以上の高齢者にみられる．本症は，エストロゲン過剰による内分泌の平衡異常といわれている．組織学的には乳管の拡張，間質結合組織の浮腫状の増殖がみられるが小葉構造は認められない．

・症例　女性化乳房症 gynecomastia

65歳，男性．右乳房E領域．

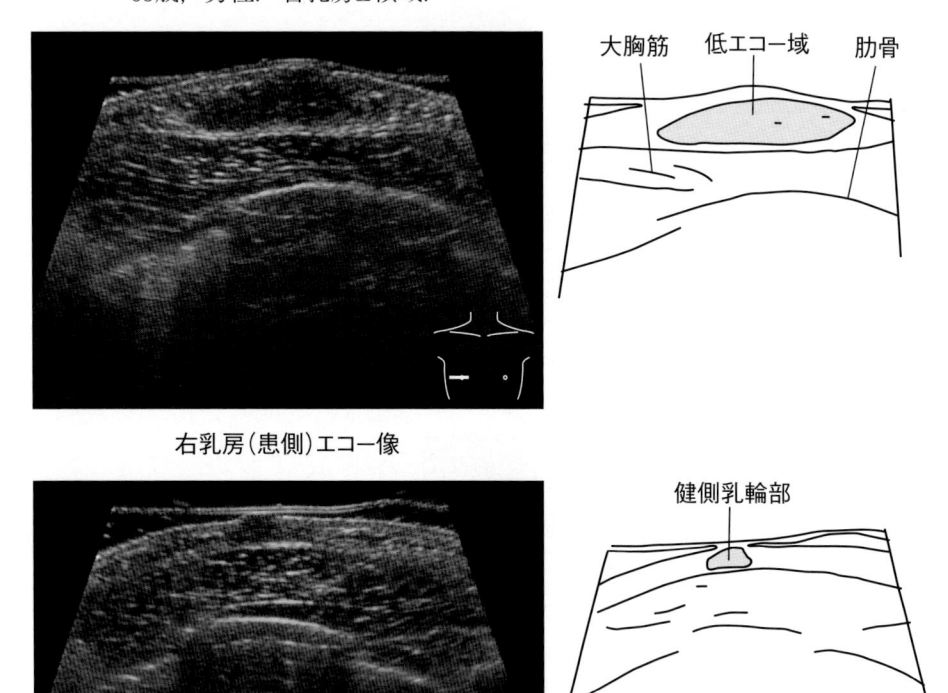

右乳房（患側）エコー像

大胸筋　低エコー域　肋骨

左乳房（健側）エコー像

健側乳輪部

・上図は男性の右乳房である．形状楕円形，境界明瞭平滑な低エコー域がみられる．左右差を知るため反対側の左乳房エコー像を下図に示す．右側に比べ低エコー域は小さく明らかに左右差のあることがわかる．本症の場合，対側との比較が大切である．

悪性疾患

乳癌の発生

- **乳癌の発生部位について**

乳汁の産生は終末乳管terminal ductの末端にある小葉lobuleで行われる．これはterminal duct lobular unit（TDLU）と呼ばれ，乳癌やその他，乳腺疾患の発生場所といわれる．乳癌のはとんどが乳管上皮から発生するが，乳管内あるいは小葉内にとどまり，間質への浸潤がなければ非浸潤癌，間質への浸潤があれば浸潤癌となる．図aは乳癌の発生部位について示す．

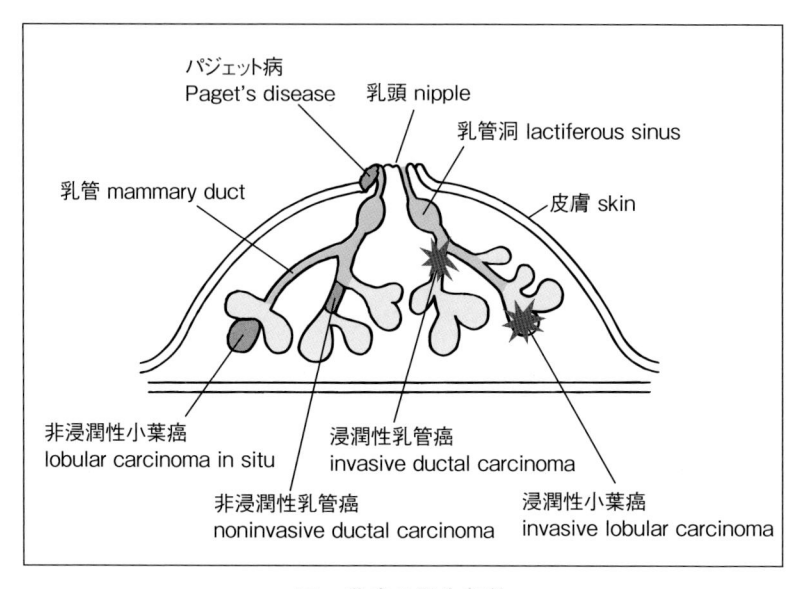

図a 乳癌の発生部位

- **乳管の拡張を主体とする病変**
  超音波は拡張した乳管の描出に優れ内部の状態も観察可能である．拡張した乳管内にエコーを認めない病変duct dilatation without internal echoesや乳管内エコーを認める病変duct dilatation with internal echoesがある．拡張した乳管が滑らかで両側，多発の場合は良性が考えられる．乳管内に線状高エコースポットがみられたり，内腔が広狭不整で内部に点状高エコースポットがあればcomedo carcinomaなど悪性が考えられる．図bは拡張した乳管病変について示す．

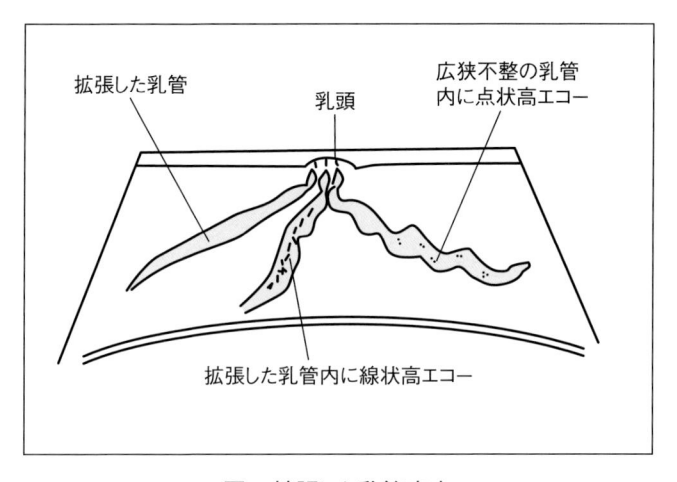

図b 拡張した乳管病変

乳腺腫瘍の組織学的分類

・乳腺腫瘍の組織学的分類

乳癌取扱い規約による乳腺腫瘍の組織学的分類を表1に示す.

表1 乳癌取扱い規約による乳腺腫瘍の組織学的分類
Histological Classification of Breast Tumors

Ⅰ. 上皮性腫瘍　epithelial tumors
　A. 良性腫瘍　benign tumors
　　1. 乳管内乳頭腫　intraductal papilloma
　　2. 乳管腺腫　ductal adenoma
　　3. 乳頭部腺腫　adenoma of the nipple
　　4. 腺腫　adenoma
　　5. 腺筋上皮種　adenomyoepithelioma
　B. 悪性腫瘍 (癌腫)　malignant tumors (carcinomas)
　　1. 非浸潤癌　noninvasive carcinoma
　　　a. 非浸潤性乳管癌　noninvasive ductal carcinoma
　　　b. 非浸潤性小葉癌　lobular carcinoma in situ
　　2. 浸潤癌　invasive carcinoma
　　　a. 浸潤性乳管癌　invasive ductal carcinoma
　　　　a1. 乳頭腺管癌　papillotublar carcinoma
　　　　a2. 充実腺管癌　solid-tubular carcinoma
　　　　a3. 硬癌　scirrhous carcinoma
　　　b. 特殊型　special types
　　　　b1. 粘液癌　mucinous carcinoma
　　　　b2. 髄様癌　medullary carcinoma
　　　　b3. 浸潤性小葉癌　invasive lobular carcinoma
　　　　b4. 腺様嚢胞癌　adenoid cystic carcinoma
　　　　b5. 扁平上皮癌　squamous cell carcinoma
　　　　b6. 紡錘細胞癌　spindle cell carcinoma
　　　　b7. アポクリン癌　apocrine carcinoma
　　　　b8. 骨・軟骨化生を伴う癌　carcinoma with cartilaginous and / or osseous metaplasia
　　　　b9. 管状癌　tubular carcinoma
　　　　b10. 分泌癌(若年性癌)　secretory carcinoma (juvenile carcinoma)
　　　　b11. 湿潤性微小乳頭癌　invasive micropapillary carcinoma
　　　　b12. 基質産生癌　matrix-producing carcinoma
　　　　b13. その他　others
　　3. Paget病　Paget's disease

Ⅱ. 結合織性および上皮性混合腫瘍　mixed connective tissue and epithelial tumors
　A. 線維腺腫　fibroadenoma
　B. 葉状腫瘍　phyllodes tumor
　C. 癌肉腫　carcinosarcoma

Ⅲ. 非上皮性腫瘍　nonepithelial tumors
　A. 間質肉腫　stromal sarcoma
　B. 軟部腫瘍　soft tissue tumors
　C. リンパ腫および造血器腫瘍　lymphomas and hematopoietic tumors
　D. その他　others

Ⅳ. 分類不能腫瘍　unclassified tumors

Ⅴ. 乳腺症　mastopathy (fibrocystic disease, mammary dysplsia)

Ⅵ. 腫瘍様病変　tumor-like lesions
　A. 乳管拡張症　duct ectasia
　B. 炎症性偽腫瘍　inflammatory pseudotumor
　C. 過誤腫　hamartoma
　D. 乳腺線維症　Fibrous disease
　E. 女性化乳房症　gynecomastia
　F. 副乳　accessory mammary gland
　G. その他　others

(日本乳癌学会・編. 臨床・病理 乳癌取扱い規約(第16版). 金原出版, 2008. より引用)

・乳癌の組織・形態分類
　乳腺の上皮性腫瘍には良性と悪性がある．良性腫瘍には乳管内乳頭腫，乳頭部腺腫それに腺腫がある．上皮性の悪性腫瘍が乳癌である．乳癌には非浸潤癌と浸潤癌があり，非浸潤癌には非浸潤性乳管癌と非浸潤性小葉癌がある．浸潤癌には浸潤性乳管癌と特殊型に分類される．超音波が得意とする癌は乳頭腺管癌，充実腺管癌，硬癌でこれらは浸潤性乳管癌に属する．上皮性と非上皮性の両成分からなるものに混合腫瘍があり代表的なものが線維腺腫であるが，これより増大傾向の強いものに葉状腫瘍がある．乳癌の組織形態分類を表2に示す．

表2 乳癌の組織形態分類

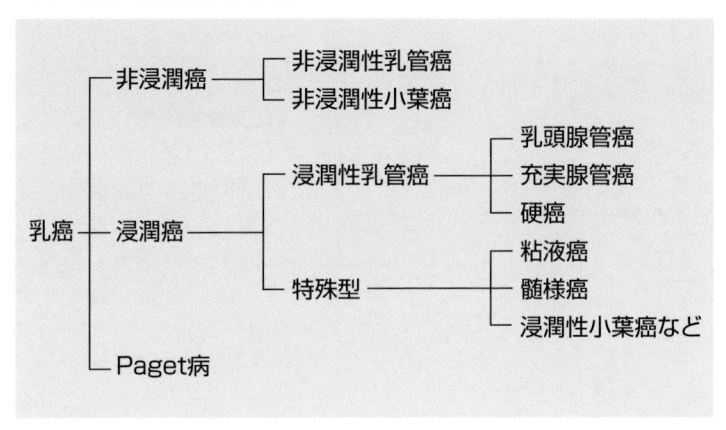

```
           ┌ 非浸潤癌 ─┬ 非浸潤性乳管癌
           │          └ 非浸潤性小葉癌
           │                      ┌ 乳頭腺管癌
           │          ┌ 浸潤性乳管癌 ─┼ 充実腺管癌
乳癌 ─┼ 浸潤癌 ─┤              └ 硬癌
           │          │           ┌ 粘液癌
           │          └ 特殊型 ───┼ 髄様癌
           │                      └ 浸潤性小葉癌など
           └ Paget病
```

浸潤性乳癌のチェックポイント

浸潤性乳癌は，癌細胞が基底膜を破り間質に出ているもので乳腺外組織へ浸潤し，遠隔転移の可能性をもった上皮性悪性腫瘍である．超音波でこれら病変を指摘するのは非浸潤性乳癌に比べ得意領域である．この癌のチェックポイントについて示す．

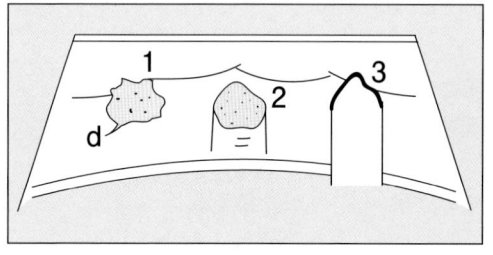

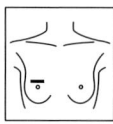

1. 乳頭腺管癌

形状分葉形，多角形，不整形のいずれかを示し，境界明瞭粗糙，低エコー腫瘤で乳管内進展 ductal spread (d) を示唆する所見が管腔像としてみられる．
・微細高エコースポット（石灰化）を伴うことが多い．

2. 充実腺管癌

形状円形，楕円形を示し境界明瞭で低エコー腫瘤を示す．腫瘤からの後方エコーは増強し外側陰影がみられ，縦横比は高い．
・線維腺腫との鑑別を要することがある．
・粘液癌や髄様癌も同様のエコーパターンを示すことがある．

3. 硬癌

形状不整形，後方エコーの減弱・欠損を伴う低エコー腫瘤としてみられる．乳腺の前方境界線や後方境界線の断裂あるいはハロー halo を示すことが多い．
・典型例を示さない硬癌も多い．
・小さな浸潤性小葉癌では硬癌と同様のエコーパターンを示すことがある．

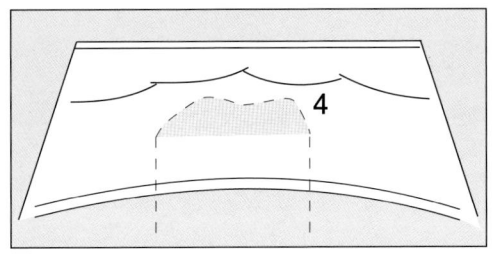

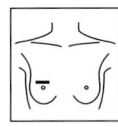

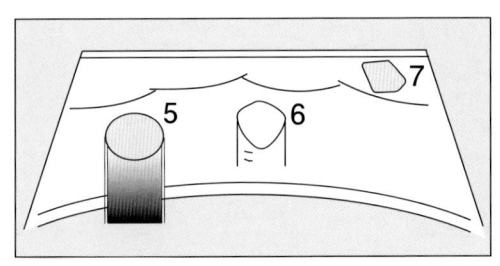

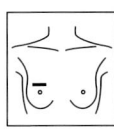

4. 浸潤性小葉癌

エコーレベルは低く境界不明瞭な像を示す．小さな腫瘍では後方エコーの減弱または消失がみられることから硬癌と類似像を示す．
・この癌は両側乳癌の可能性もみられることから対側の検査が必要である．

5. 粘液癌

形状円形または楕円形を示し，境界明瞭平滑，エコーレベルの高い像を示し，後方エコーの増強がみられる．
・粘液癌は癌細胞から粘液を産生するため割面はゼリー状を示す．腫瘍が粘液成分だけの場合は純型pure type，混在する場合は混在型mixed typeとなる．
・形状不整で粗大石灰化を伴う報告もある．

6. 髄様癌

腫瘤は境界明瞭でエコーレベルは極低エコーを示し後方エコーの増強を伴う．
・良悪性の鑑別が困難なことがある．
・充実腺管癌も同じエコーパターンを示すことがある．

7. 男性乳癌

乳輪部に形状円形，境界明瞭粗糙の低エコー腫瘤を示す．
・女性化乳房との鑑別を要する場合がある．

症例

浸潤性乳癌の症例を示す．

乳頭腺管癌 papillotubular carcinoma
乳頭腺管癌は乳管内進展型乳癌と，間質浸潤が主体の乳頭腺管癌の2種類が含まれる浸潤性乳管癌で，最も分化度の高いものとされている．乳頭状増殖や管腔形成を特徴とする癌で面疱癌comedo carcinomaが含まれる．

- 症例　乳頭腺管癌　papillotubular carcinoma

  34歳，左乳房A領域．

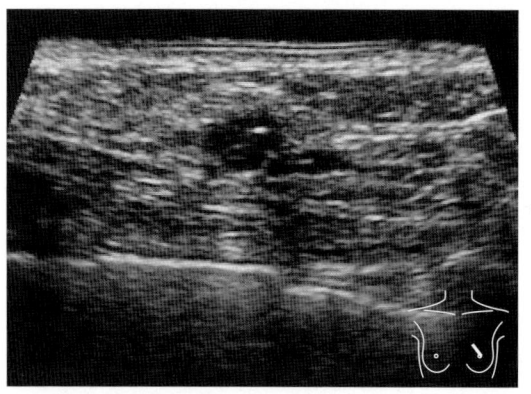

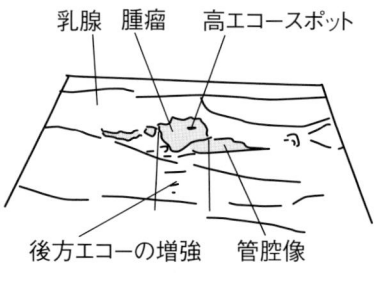

- 形状多角形，境界明瞭粗糙，高エコースポットを伴う腫瘤がみられる．腫瘤の後方エコーは増強し，腫瘤から側方に伸びる細い管腔像がみられることから乳管内進展が示唆される．

- **症例　乳頭腺管癌 papillotubular carcinoma**

    62歳，右乳房D領域．

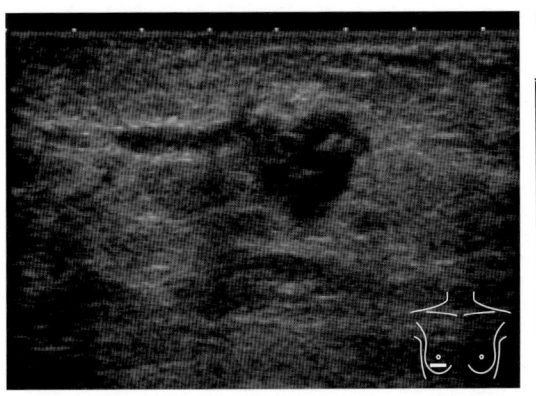

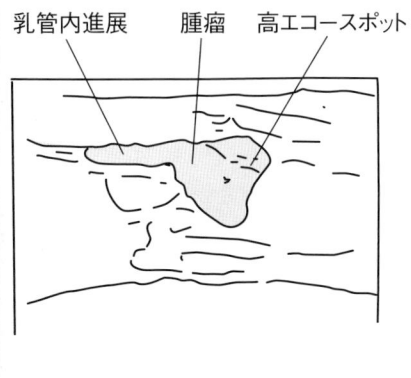

- 形状不整形，境界明瞭粗糙，低エコー腫瘤の辺縁は乳頭状増殖を示唆する不整像を呈し，腫瘤から伸びる管腔像から乳管内進展が疑われる．腫瘤内には高エコースポットもみられる．

- **症例　乳頭腺管癌 papillotubular carcinoma**

    54歳，右乳房A領域．

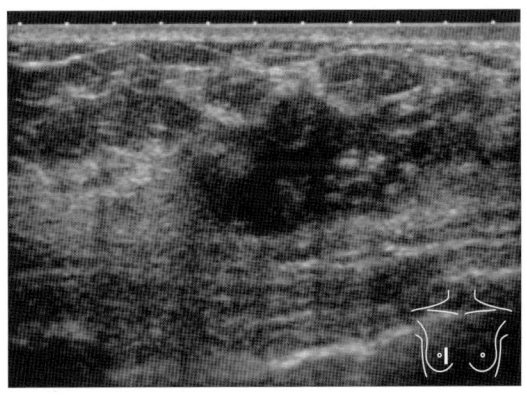

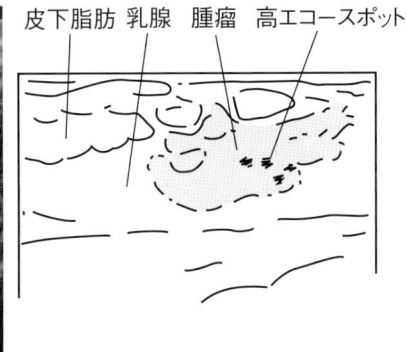

- 形状不整形，境界明瞭粗糙，内部エコー不均質な低エコー腫瘤内には集簇した点状高エコースポットがみられる．組織診断は乳頭腺管癌であった．

充実腺管癌 solid-tubular carcinoma

充実腺管癌は限局性腫瘍を形成する乳癌の一つで，組織学的には充実性の癌巣が周囲の間質組織に圧排増殖しながら浸潤する．このため腫瘍内部は細胞成分が密に存在しており，超音波でみると低エコー像を示し，後方エコーの増強を伴って描出される．

・症例　充実腺管癌 solid-tubular carcinoma

　　51歳，左乳房C領域．

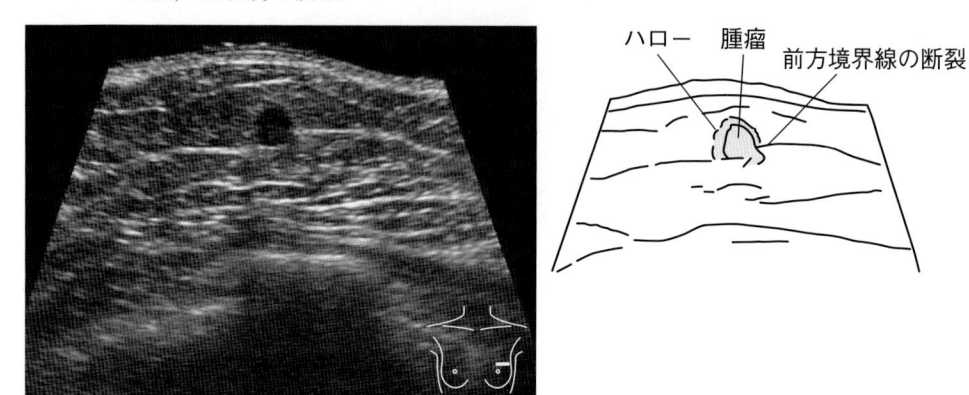

・形状多角形，境界明瞭粗糙，ハローと思われる像がみられ前方境界線の断裂がみられる．

・症例　充実腺管癌 solid-tubular carcinoma
　　　70歳，右乳房C領域．

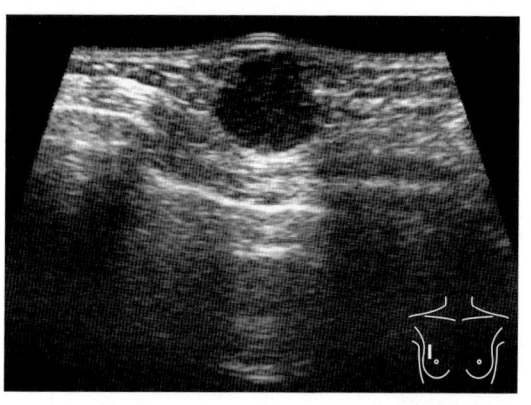

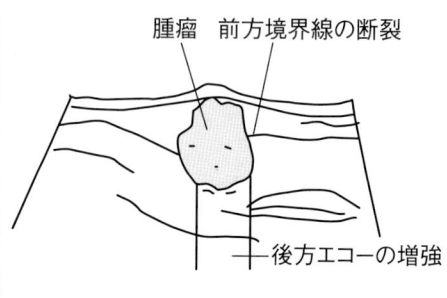

・形状分葉形，境界明瞭粗糙，後方エコーの増強を伴った低エコー腫瘤の内部エコーは均質で前方境界線の断裂も認められる．

・症例　充実腺管癌 solid-tubular carcinoma
　　　86歳，左乳房CD領域．

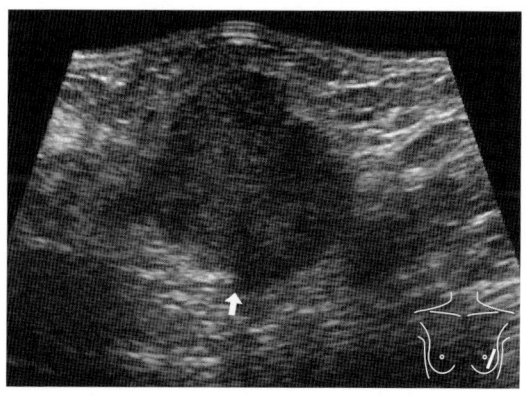

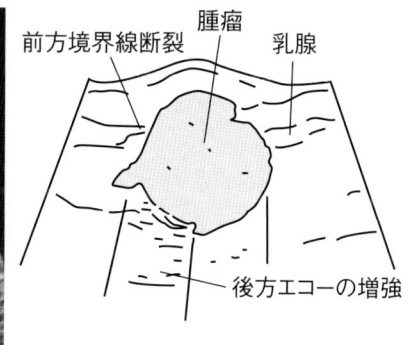

・形状分葉形，境界明瞭粗糙，後方エコーの増強を伴った腫瘤内部のエコー像は均質である．乳腺前方境界線の断裂がみられ，後方境界線の断裂も示唆される（矢印）．縦横比は0.7より大きい値である．

硬癌 scirrhous carcinoma

硬癌はスピキュラspiculaを伴う浸潤性の腫瘍で癌巣周囲や間質浸潤の中心部に線維化を伴うことが多い．浸潤初期から硬性浸潤を主体としているものと，乳頭腺管癌が進行するに従い硬性浸潤が強くなったもの，あるいは乳頭腺管癌や充実腺管癌の発育により低分化し，硬性浸潤が目立つようなものの2つに分けられる．硬癌のエコーパターンにも特徴的像を示すものと，そうでないものがみられる．

- 症例　硬癌　scirrhous carcinoma

　　　73歳，左乳房C領域．

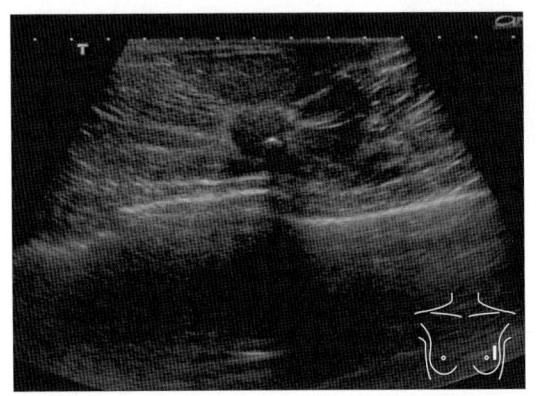

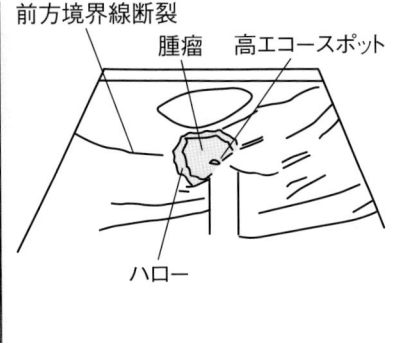

- 形状不整形，境界明瞭粗糙，ハローを伴った低エコー腫瘍内には粗大石灰化がみられ，前方境界線の断裂も認められる．

・症例　硬癌 scirrhous carcinoma

　　49歳，右乳房C領域．

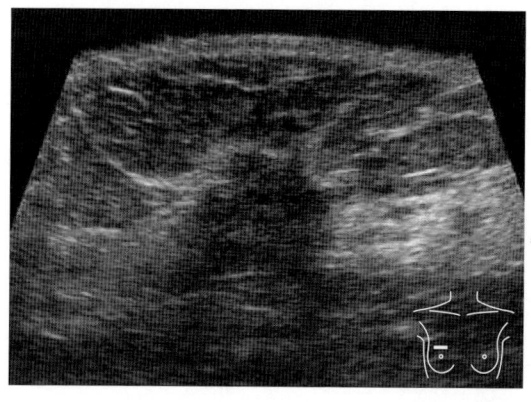

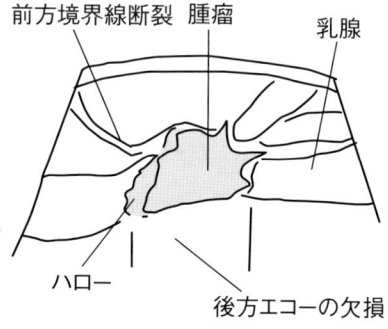

・形状不整形，境界明瞭粗糙，乳腺前方境界線の断裂およびハローがみられ，後方エコーの減弱が認められる．硬癌に特徴的エコー像を示している．

・症例　硬癌 scirrhous carcinoma

　　47歳，右乳房A領域．

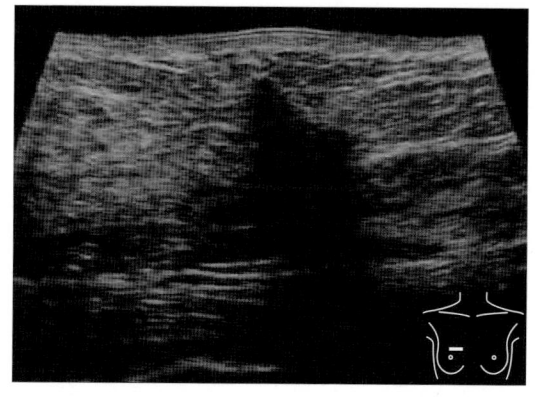

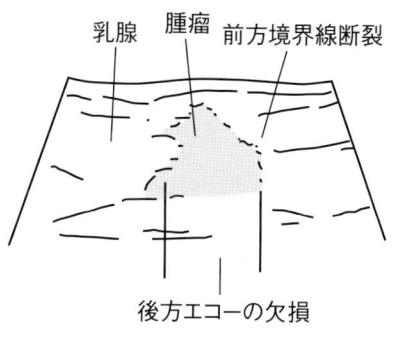

・形状不整形，境界不明瞭，前方境界線の断裂および後方エコーの欠損を伴った低エコー腫瘤がみられる．代表的な硬癌のエコーパターンである．

109

浸潤性小葉癌 invasive lobular carcinoma
浸潤性小葉癌は小葉内細乳管上皮から発生する癌で，硬癌と同じように浸潤型腫瘤を形成するものとび漫型腫瘤を形成するものとがある．

・症例　浸潤性小葉癌　invasive lobular carcinoma
65歳，左乳房A領域．

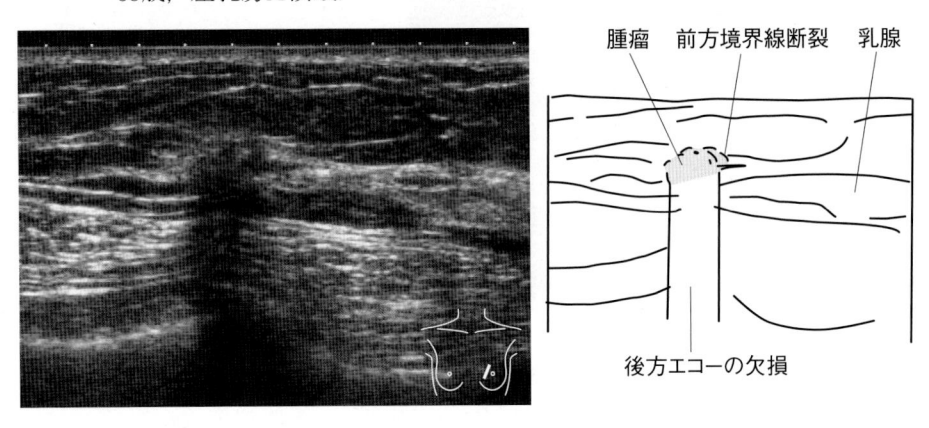

・形状不整形，境界不明瞭，後方エコーの欠損および乳腺前方境界線の断裂を示唆する腫瘤が認められる．病理診断は浸潤性小葉癌であった．硬癌と類似するエコー像を示している．

・症例　浸潤性小葉癌 invasive lobular carcinoma
　　　　52歳，右乳房C領域．

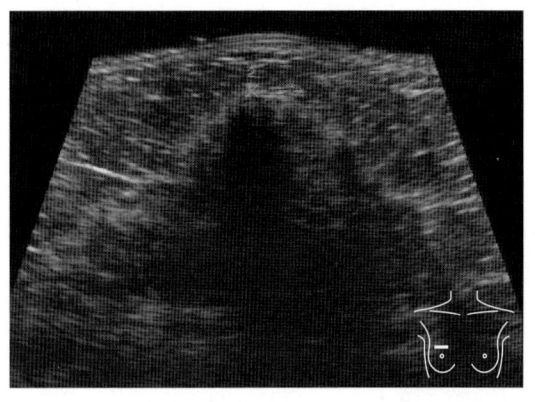

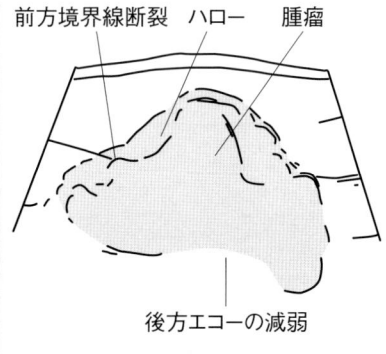

・形状不整形，境界不明瞭，ハローと後方エコーの減弱および前方境界線の断裂を伴った40mm大の腫瘤がみられる．

・症例　浸潤性小葉癌 invasive lobular carcinoma
　　　　69歳，右乳房C領域．

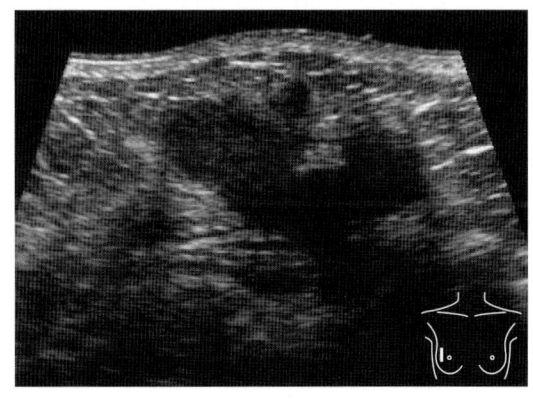

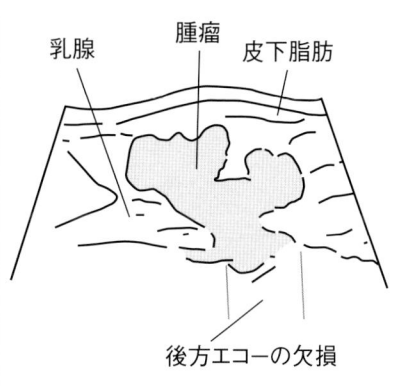

・形状分葉形，境界明瞭な低エコー腫瘤がみられる．腫瘤の大きさは30mmほどで後方エコーの一部欠損が認められる．組織診断は浸潤性小葉癌であった．

粘液癌 mucinous carcinoma
粘液癌は癌細胞で産生された粘液が糊状になることで限局型の腫瘍が形成される．超音波像では腫瘍内部のエコーレベルは高く，後方エコーの増強を伴うのが特徴である．これには純型pure typeと混合型mixed typeの２つのタイプに分けられる．

・症例　粘液癌 mucinous carcinoma

48歳，右乳房AC領域．

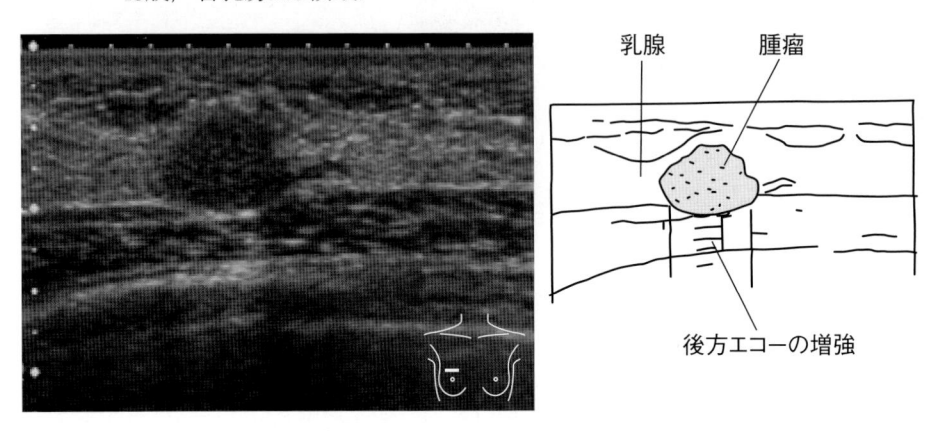

・形状円形，境界明瞭平滑，後方エコーの増強を伴う腫瘍がみられる．腫瘍内部は脂肪層よりエコーレベルが高い像を示していることから粘液癌に特徴的なエコー像を示している．

・症例　粘液癌 mucinous carcinoma
　　　72歳，右乳房AB領域．

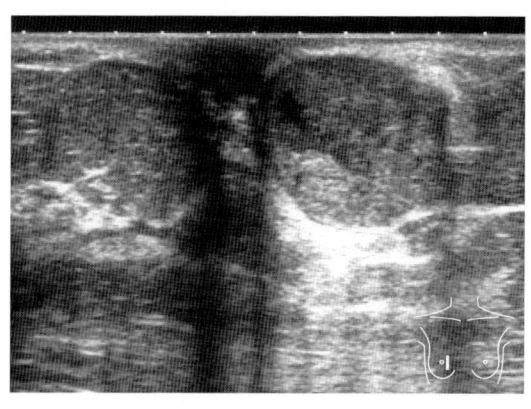

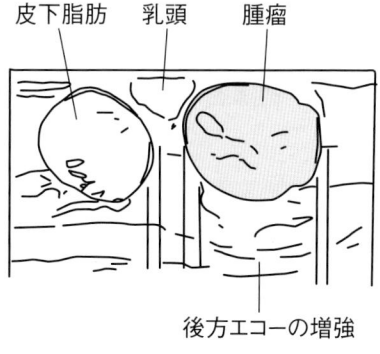

・乳頭近傍には後方エコーの増強を伴う形状円形，境界明瞭平滑な腫瘤がみられる．内部のエコーレベルは皮下脂肪より高いため白い像を示している．

・症例　粘液癌 mucinous carcinoma
　　　48歳，左乳房C領域．

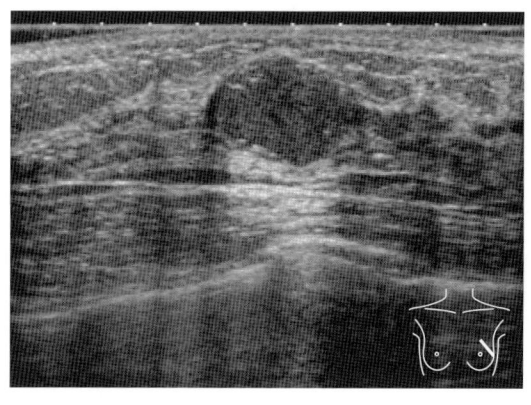

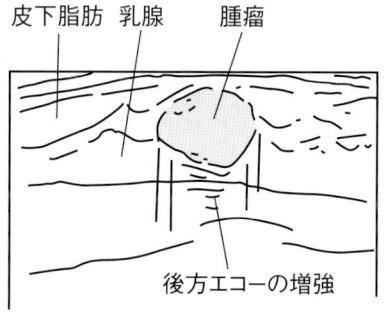

・形状円形，境界明瞭なエコーレベルの低い腫瘤がみられる．後方エコーの増強も認められることから，粘液癌あるいは充実腺管癌が疑われた．組織診断は粘液癌であった．

髄様癌 medullary carcinoma

超音波では境界明瞭，形状多角形，充実性で極低エコーの腫瘤を示し，後方エコーの増強を伴うため良悪性の鑑別が困難なことがある．囊胞と思われるエコーパターンを示すことから，カラードプラで血流信号の有無について観察することが必要である．

・症例　髄様癌 medullary carcinoma

51歳，右乳房C領域．

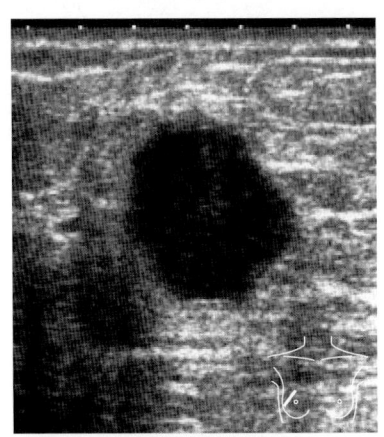

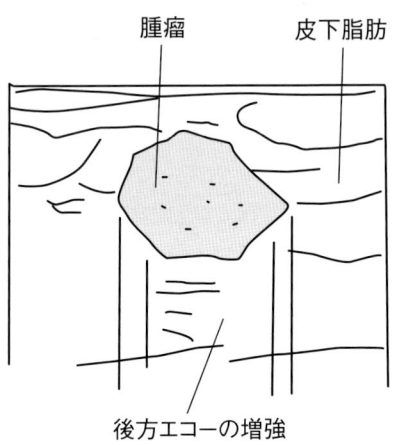

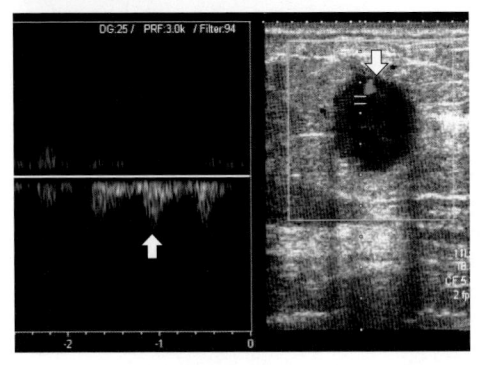

腫瘤　皮下脂肪

後方エコーの増強

ドプラ像

・上図では形状多角形，境界明瞭粗糙，後方エコーの増強を伴った低エコー腫瘤がみられる．囊胞との鑑別にカラードプラを使用すると拍動する血流信号が捉えられ悪性が疑われる．下図にドプラ像を示す．右側画像の矢印は血流信号がみられた部位を左図は血流波形（拍動波）を示す（矢印）．

114

・症例　扁平上皮癌　squamous carcinoma

　　50歳，右乳房AB領域．

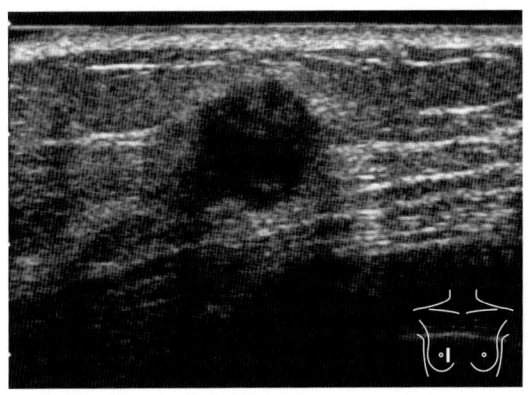

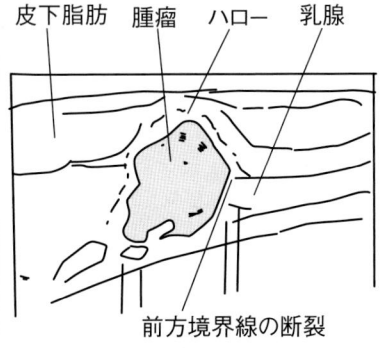

皮下脂肪　腫瘤　ハロー　乳腺

前方境界線の断裂

・形状円形，境界明瞭粗糙，内部エコー不均質，前方境界線の断裂およびハローを伴った低エコー腫瘤がみられる．縦横比は大きく後方エコーは不変である．この癌は全乳癌の0.1%足らずといわれる．

いっぷく

・乳癌

　　乳癌は末梢乳管や腺房上皮から発生する癌で，近年増加傾向にある．主な症状は乳腺腫瘤で，腫瘤表面は不整で硬く，境界不明瞭で可動性が少ない．癌の種類や大きさ，発生部位などによりさまざまである．中には皮膚所見がえくぼ状dimpling signを示していたり，皮膚や乳頭の陥凹，びらんをみることがある．好発年齢は40〜50歳代でリスク因子は癌の既往・家族歴，未婚，高齢初産，早期初潮と晩期閉経などが挙げられる．男性乳癌もわずかにみられる．

・症例　アポクリン癌 apocrine carcinoma
　　　57歳，右乳房A領域．

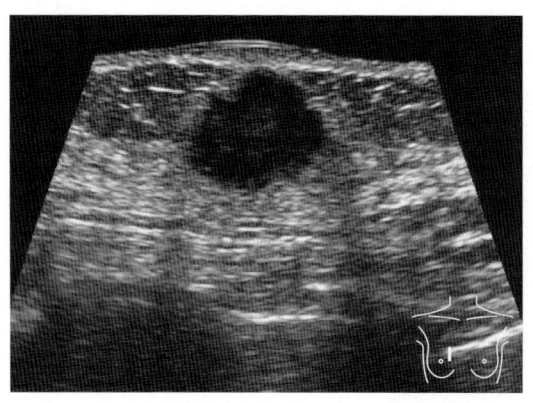

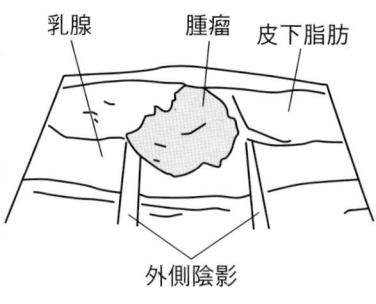

・形状不整形，境界明瞭粗糙，外側陰影を伴ったエコーレベルの低い腫瘤がみられる．嚢胞との鑑別にカラードプラを施行すると血流信号が得られた．

・症例　乳管癌 tubular carcinoma
　　　52歳，右乳房C領域．

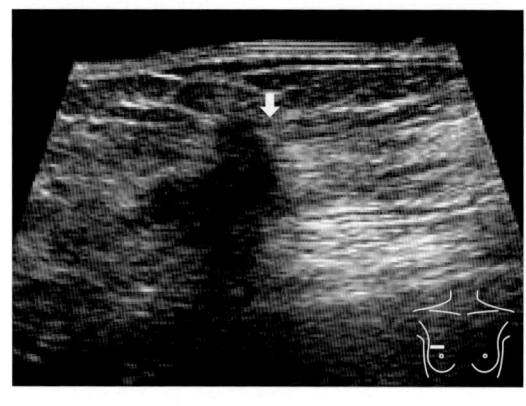

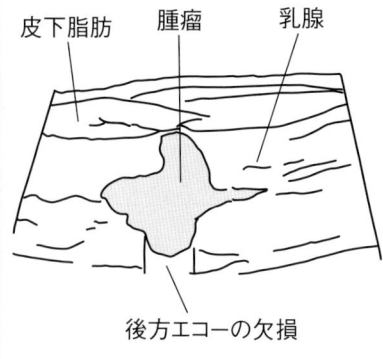

・形状不整形，境界不明瞭，後方エコーの欠損を伴った低エコー腫瘤がみられる．硬癌と類似像を呈している．乳腺前方境界線は保たれているように思われる（矢印）．浸潤性乳管癌であった．

- 症例　悪性リンパ腫 malignant lymphoma

　　76歳，左乳房AC領域．

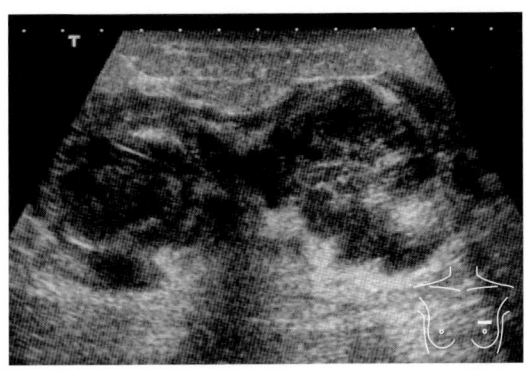

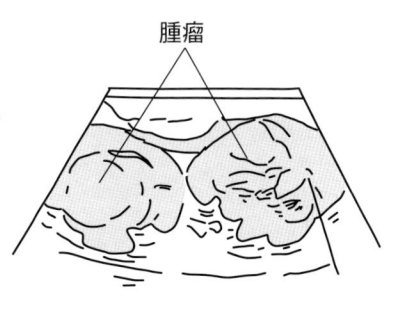

- 乳房の広い範囲に形状不整形，境界明瞭粗糙，内部エコー不均質で低エコー部分のエコーレベルは極めて低い像を示している．乳癌原発のリンパ腫の多くは非ホジキンnon-Hodgkinリンパ腫でB型細胞といわれる．

いっぷく

- 乳癌の診断と治療

浸潤癌における超音波の代表的所見は，形状不整形，縦横比が大きく，乳腺前方・後方境界線断裂，内部エコーの不均質，ハロー，微細石灰化を伴い，後方エコーの減弱または消失を示す低エコー腫瘤としてみられる．最近，特に非浸潤性乳癌のエコー診断も，乳管拡張の評価について高分解能探触子で行えるようになったが，確定診断は穿刺吸引細胞診，あるいは生検が実施されている．治療の中心は手術で，従来は乳腺，周囲脂肪組織，胸筋，腋窩リンパ節を一塊として切除する定型的乳房切除術standard radical mastectomyが広く行われていた．最新の厚生労働省班研究によると乳房温存のガイドラインでは径3cmまでを推奨，径4cmまでを許容範囲として乳房温存を行うとされている．乳癌はホルモン依存性癌hormone dependent cancerの一つで，ホルモンレセプター陽性例では抗エストロゲン薬やプロゲステロン薬などがしばしば有効とされている．特殊型として乳房の広範な浮腫・発赤を伴い急速に進行する炎症性乳癌inflammatory breast cancerや，腫瘤をつくらずに乳頭付近の湿疹様変化を呈するパジェット病Paget's diseaseがある．

・症例　パジェット病 Paget's disease

68歳，左乳房E領域．

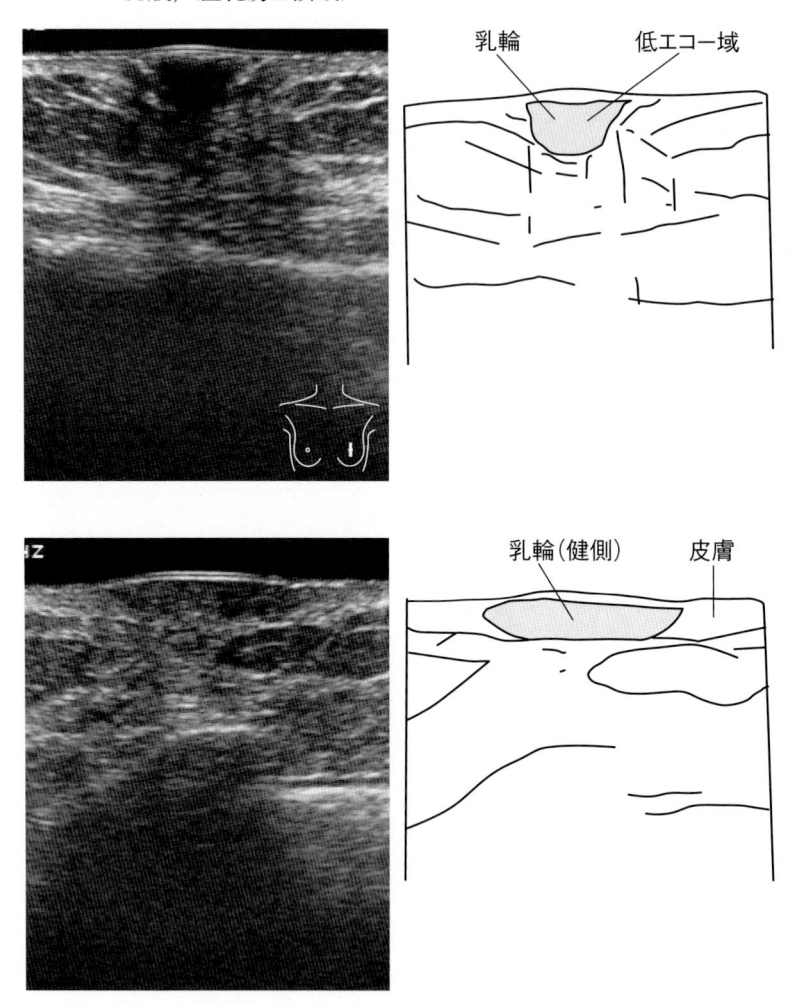

乳輪　　低エコー域

乳輪(健側)　皮膚

・乳輪直下に形状不整形，境界不明瞭な低エコー域がみられる．下図に反対側の同部位のエコー像を示す．明らかに左右差のあることがわかる．本症は，乳頭，乳輪と周囲の皮膚表皮層内に進展し，びらん状を示す癌で，原発巣は乳管であるが腫瘤を形成しないものが多い．エコー像から良性，悪性の鑑別は困難である．

男性乳癌 carcinoma of the male breast
男性乳癌の多くは，乳腺組織の多い乳頭や乳輪直下に発生し，浸潤性乳管癌であることが多い．男性は，女性のように乳房に厚みがないので，皮膚や大胸筋への浸潤がみられることがある．男性乳癌の発生頻度は極めて少ないとされている．

・症例　男性乳癌　carcinoma of the male breast
75歳，男性，右乳房E領域．

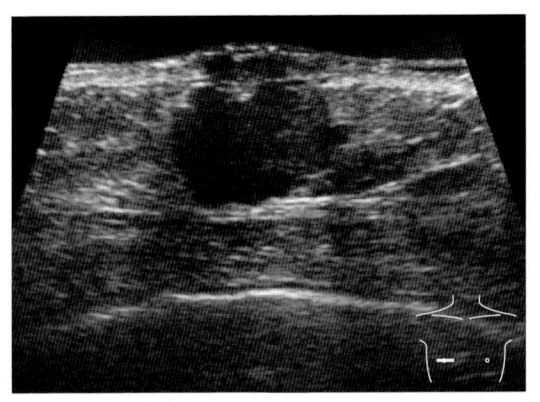

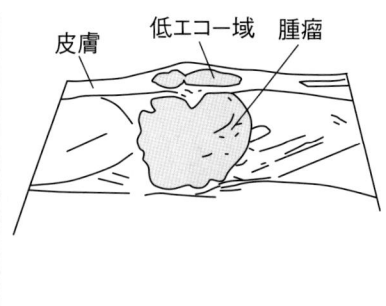

・皮膚内には低エコー域がみられ，下方には形状分葉形，境界明瞭な低エコー腫瘤がみられる．組織診断はendocrine cell carcinomaであった．

いっぷく

・**検査の心得**
検査をするには検査を受ける立場になってやることが大切とよくいわれる．検査をさせてもらう心構えとして「早く，感じよく，正確に」を考え，日常検査に当たっているが，最近これに「丁寧」を加えることにしている．乳腺エコーに限らず検査は早さを競うものではないが，時間をかければよいというものでもない．適当な時間に「早く，感じよく，正確に，丁寧に」をモットーに正確な情報提供に努めたいと考えている．

非浸潤性乳癌のチェックポイント

非浸潤性乳癌には非浸潤性乳管癌と非浸潤性小葉癌がある．非浸潤性乳癌のエコーパターンは乳管拡張型，小囊胞多発型，囊胞内腫瘍型，腫瘍型それに扁平低エコー型など多彩な像を示す．腫瘍像非形成性病変の所見用語も含めこれらについてチェックポイントで示す．

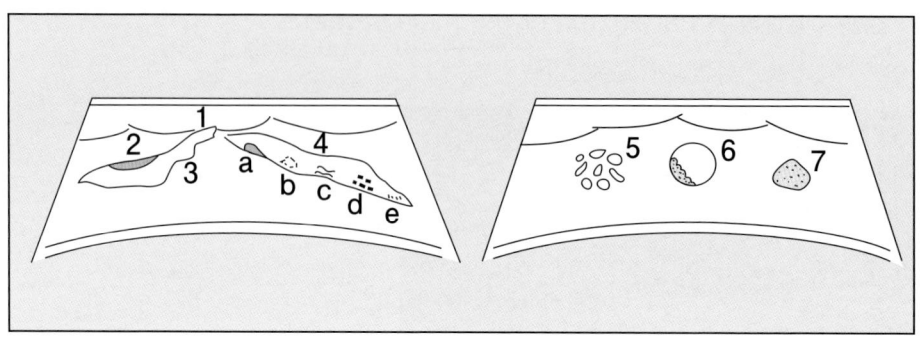

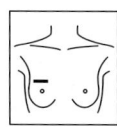

1. 乳管の拡張 duct dilatation
乳管拡張は長さのある管腔像を示し，部位および内部エコーの有無は問わない．
・乳腺症でみられる豹紋状エコーと見誤らないよう注意する．
2. 乳管壁の肥厚 wall thickening of the duct
乳管の壁が通常より肥厚してみえる．
3. 乳管内腔の広狭不整 irregularity of caliber of duct
乳管内部の無エコー域に広い部分と狭い部分がみられる．
4. 乳管・小囊胞内エコー internal echoes in the duct or vesicles
a. 充実性エコー：乳管・小囊胞内に充実性エコーがみられる．
b. 流動性エコー：流動性のエコーがみられる．
c. 線状高エコー：乳管内に線状高エコーがみられる．
d. 点状高エコー：乳管・小囊胞内に点状高エコーがみられる．
e. 微細点状高エコー：乳管・小囊胞内に1mm未満の微細点状高エコーがみられる．
5. 多発小囊胞像 multi-vesicular pattern
乳腺内に多発する小囊胞がみられる．
・限局性拡張による乳管の集簇した像が多発小囊胞として捉えられることがあるが，両者の鑑別は困難である．

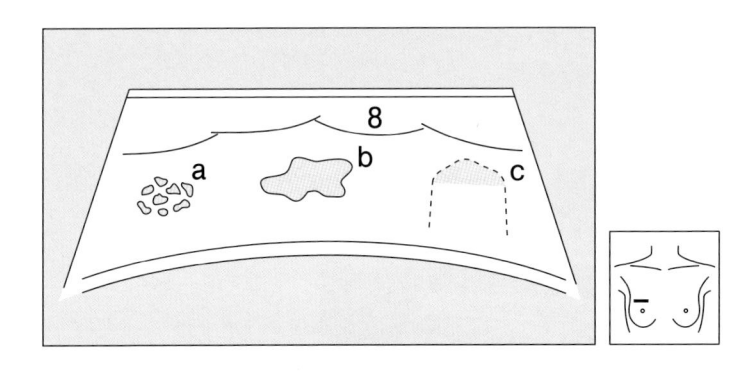

6. 嚢胞内腫瘍型 intracystic tumor type
嚢胞内に充実性腫瘍（平坦型flat type）を示す．
7. 腫瘍型 tumor type
乳腺内に形状円形，境界明瞭な充実性の低エコー腫瘤がみられる．
・浸潤性乳癌との鑑別が困難なことがある．
8. 乳腺内の低エコー域 low echo area in mammary gland
周囲乳腺あるいは対側乳腺と性状を異にする低エコー域がみられる．
a. 斑状低エコー（まだら状・斑状・豹紋状）spotted or mottled low echo area：比較的小さな低エコーがまだらに存在するもの．
・乳腺症にみられる豹紋状あるいは斑状低エコー域が限局性にみられる．
b. 地図状低エコー geographic low echo area：斑状低エコーが融合したようにみえるもの．
c. 境界不明瞭な低エコー low echo area with indistinct border：境界不明瞭な低エコーがみられ，後方エコーの減弱を示す．
・病変が疑われた場合，乳腺前方境界線あるいは後方境界線の偏位や，構築の乱れ，後方エコーの減弱についても観察する．
・判定に苦慮する場合，対側乳腺と比較して観察するとよい．
・乳癌の多くは乳管上皮から発生し，乳管内を増殖進展し，やがて基底膜を破って間質へ浸潤するが，間質への浸潤が少ない場合には，明らかな腫瘤像を示さないことがあるため乳腺内の軽微な変化（例えば構築の乱れ architectural distortion）などに注目することが大切である．

非浸潤癌 noninvasive carcinoma

非浸潤癌は癌細胞が乳管あるいは小葉内に限局しており，間質への浸潤がないものをいう．非浸潤癌の発生部位により非浸潤性乳管癌と非浸潤性小葉癌に分けられる．

・症例　非浸潤性乳管癌 ductal carcinoma in situ（DCIS）

68歳，右乳房B領域．

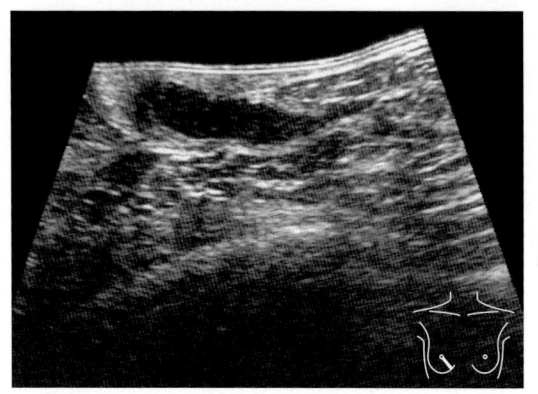

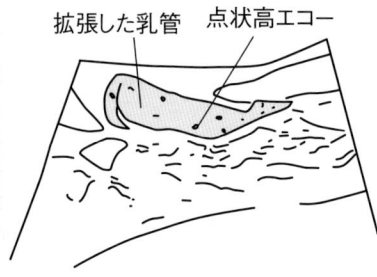

- 視触診で黄色乳頭分泌物および軟腫瘤が指摘された．超音波で観察すると点状高エコーを伴った限局性乳管拡張がみられる．本例における症状の多くは，乳頭からの異常分泌物といわれるが，乳管内に癌病巣が密集すれば腫瘤性病変を形成する．乳管拡張型を示すDCISであった．

・症例　非浸潤性乳管癌 ductal carcinoma in situ（DCIS）
　　　　51歳，右乳房C領域.

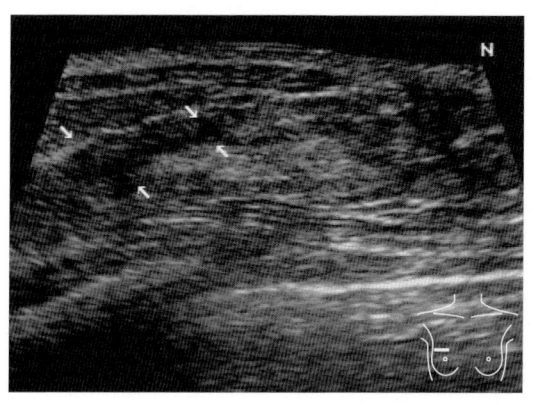

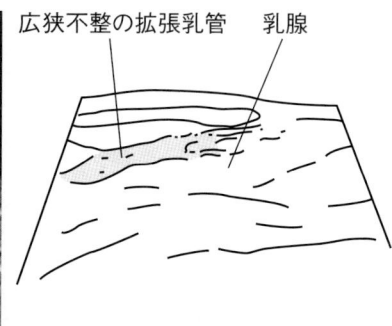

・腫瘤を自覚され受診．単一乳管の拡張と乳管内には内部エコーを伴う広狭不整な像がみられる．面疱型comedo typeの非浸潤性乳管癌であった．

・症例　非浸潤性乳管癌 ductal carcinoma in situ（DCIS）
　　　　63歳，左乳房A領域.

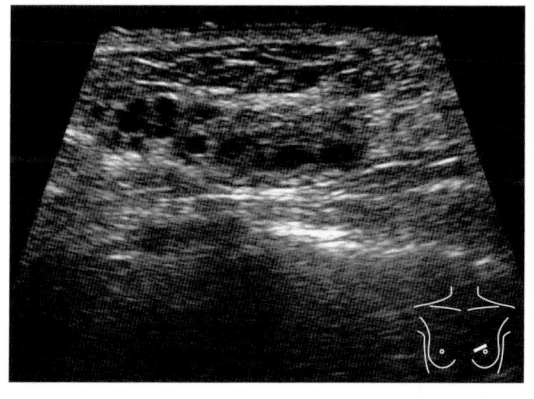

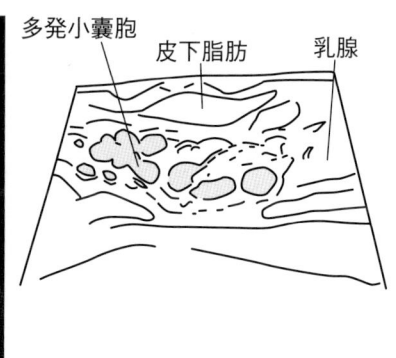

・乳腺内には区域性の多発小囊胞multi-vesicular patternと，周囲には境界不明瞭な低エコーがみらる．石灰化を示唆する高エコー像は認められない．乳腺症または非浸潤性乳管癌が考えられる．組織診断は小囊胞多発型のDCISであった．

・症例　非浸潤性乳管癌 ductal carcinoma in situ（DCIS）
　　　83歳，右乳房D領域．

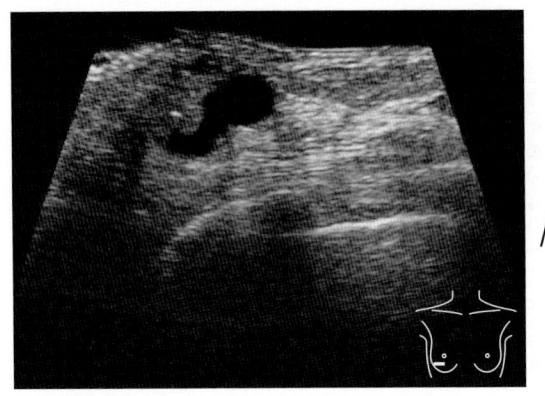

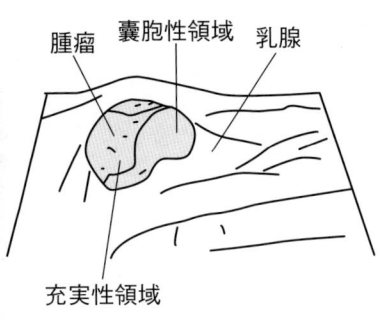

・右乳房の腫瘤を自覚し来院．超音波では同部位に形状円形，一部境界不明瞭な嚢胞性領域がみられる．内部には点状高エコーを伴う不整形な充実性領域も認められる．

・症例　非浸潤性乳管癌 ductal carcinoma in situ（DCIS）
　　　54歳，左乳房C領域．

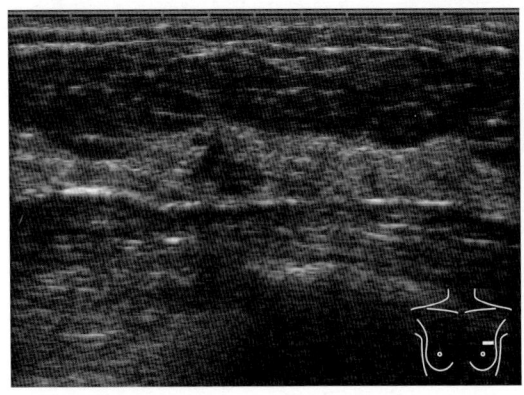

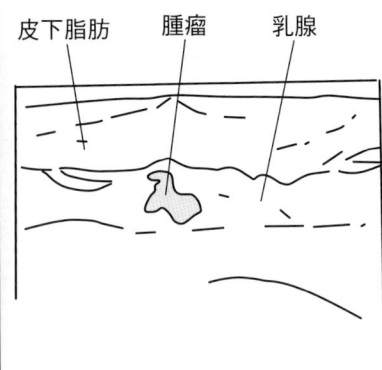

・形状不整形，境界明瞭粗糙な低エコー腫瘤がみられる．腫瘤による乳腺境界線の断裂やハローはみられない．腫瘍型を示すDCISであった．

・症例　非浸潤性乳管癌　ductal carcinoma in situ（DCIS）

51歳，右乳房C領域．

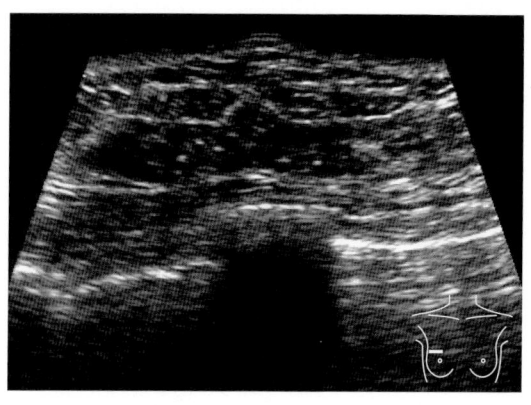

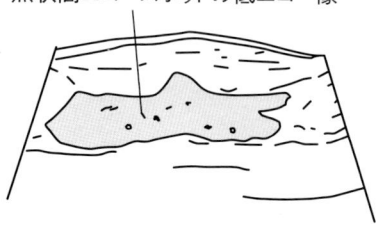

・右乳房に腫瘤を自覚し来院．超音波では同部位に点状高エコーを伴った形状不整形，境界明瞭粗糙な地図状を示す低エコー域がみられる．面疱型comedo typeのDCISである．

・症例　非浸潤性小葉癌　lobular carcinoma in situ

48歳，左乳房C領域．

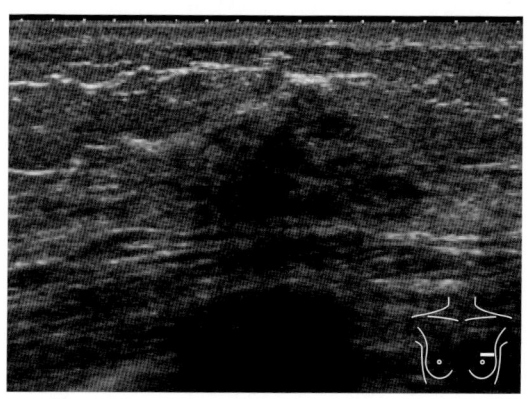

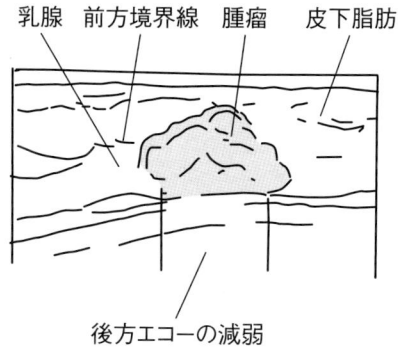

・形状不整形，境界不明瞭な腫瘤内には小さな囊胞像を伴った低エコー域が認められる．乳腺前方境界線の断裂はみられない．多発性に発症することもあり小葉内増殖が特徴といわれる．非浸潤性小葉癌であった．

乳癌所属リンパ節　regional lymph node breast cancer

・腋窩周辺のリンパ節

超音波検査で乳癌が疑われた場合，乳腺所属リンパ節の検索は良悪性を考えるうえでも，また治療方針を決定するうえでも大切な情報源となる．上肢と胸部からのリンパ通路は，グループをなし不規則に並ぶリンパ節を通る．腋窩リンパ節axillary nodeは，腋窩を満たす脂肪組織内にあるリンパ節群で上肢，肩甲部，胸壁それに乳腺からのリンパを受ける．腋窩リンパ節には上腕リンパ節，胸筋下リンパ節，中心リンパ節，肩甲下リンパ節，胸筋リンパ節，胸筋間リンパ節がある．中でも胸筋リンパ節は小胸筋の下縁に沿ってみられロッテルリンパ節Rotter's nodeとも呼ばれる．また，中心リンパ節は腋窩の底にあり，脂肪組織内にある最も大きい群で体表から触れやすい．この他，鎖骨上リンパ節，鎖骨下リンパ節がある．胸部リンパ節の大部分はこの系統を経て鎖骨下リンパ本幹に入る．図は腋窩周辺の主なリンパ節について示す．

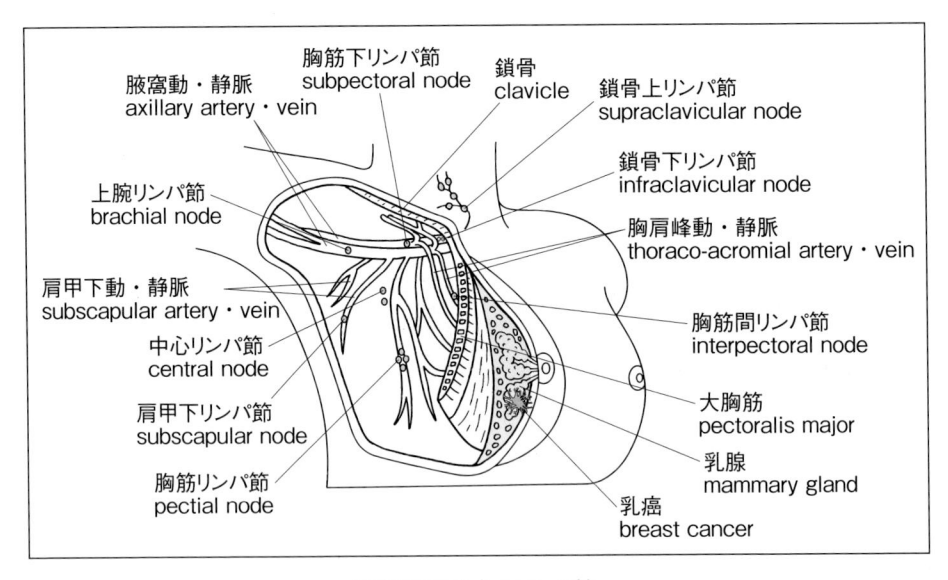

腋窩周辺の主なリンパ節

腋窩部など所属リンパ節走査とエコー像およびポイント

・走査・正常像・ポイント
　腋窩部などの所属リンパ節の走査と正常像およびポイントについて示す．

腋窩部縦走査

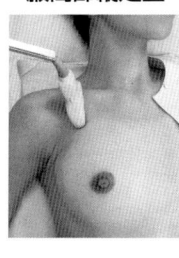

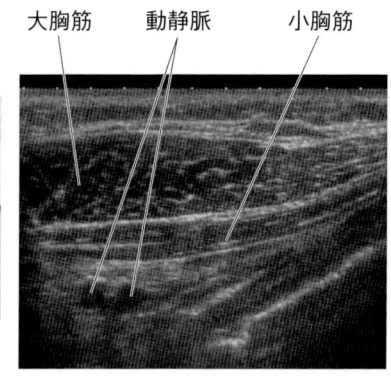

（画像内ラベル：大胸筋，動静脈，小胸筋）

・腋窩部リンパ節部位
探触子を縦に走査し，腋窩動静脈の短軸像を同定する．腫瘤との鑑別を要する場合は探触子を縦・横に走査し血管との鑑別を行う．血管は長い管腔であり短軸で走査していくと管腔構造の連続としてみられる．腫大したリンパ節は限局した低エコー像を示す．カラードプラで血管との鑑別をするとよい．

腋窩部横走査

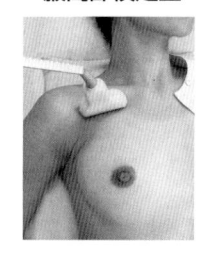

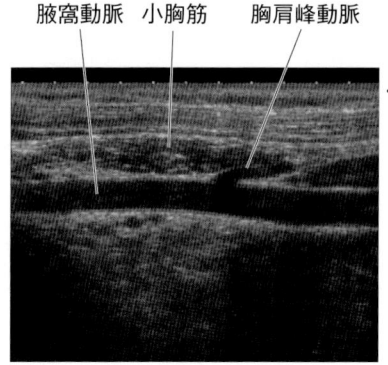

（画像内ラベル：腋窩動脈，小胸筋，胸肩峰動脈）

・腋窩部リンパ節の注目部位
腋窩動脈からの分枝である胸肩峰動脈および大・小胸筋を同定し，限局した低エコー腫瘤に注目する．

腋窩部走査

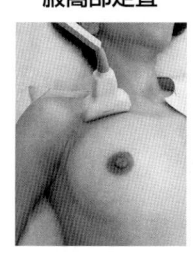

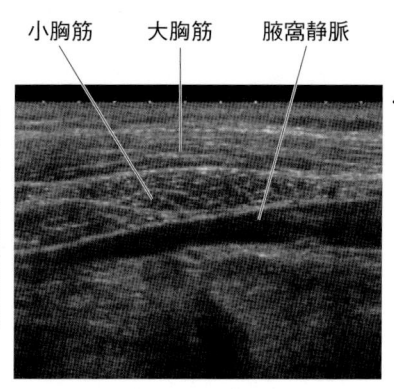

（画像内ラベル：小胸筋，大胸筋，腋窩静脈）

・腋窩部リンパ節の注目部位
小胸筋，腋窩静脈を同定し，限局した低エコー腫瘤に注目する．

腋窩部リンパ節腫大のチェックポイント

腋窩部，鎖骨部リンパ節腫大のチェックポイントを示す．

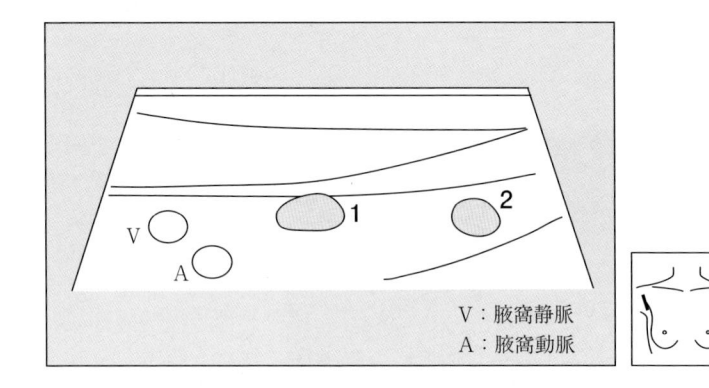

V：腋窩静脈
A：腋窩動脈

1. 腋窩部リンパ節腫大
　腋窩部に円形，楕円形を示す低エコー腫瘤としてみられる．
・腫大のないリンパ節も描出されることがある．
・血管の短軸像も同様の像を示すので，得られた画像の長軸像を観察するか，またはカラードプラで観察するとよい．

2. 鎖骨部リンパ節腫大
　鎖骨部に円形，楕円形を示す低エコー腫瘤としてみられる．
・血管，脂肪，筋肉との鑑別は探触子の縦走査，横走査で行なう．

見張りリンパ節 sentinel lymph node
見張りリンパ節とは，腫瘍からのリンパ流が最初に流入するリンパ節のことで乳癌があれば最初に転移が起こるリンパ節のことをいう．この見張リンパ節に転移がない場合，腋窩郭清が省略でき被験者の侵襲は少なくてすむ．超音波ではこのリンパ節の描出は困難であるため放射性同位元素が用いられる．手技は，^{99m}Tc-フチン酸などを患部に注射しリンパ節に集積する放射線を計測器で測定し，カウント数の多い部位のリンパ節の摘出を行い，その後，病理的に転移の有無を確認する方法であるが，色素法と併用することも多い．この適応は早期乳癌の場合である．

・症例　腋窩部正常リンパ節 norma axillary lymph node
　　43歳，左腋窩部正常像．

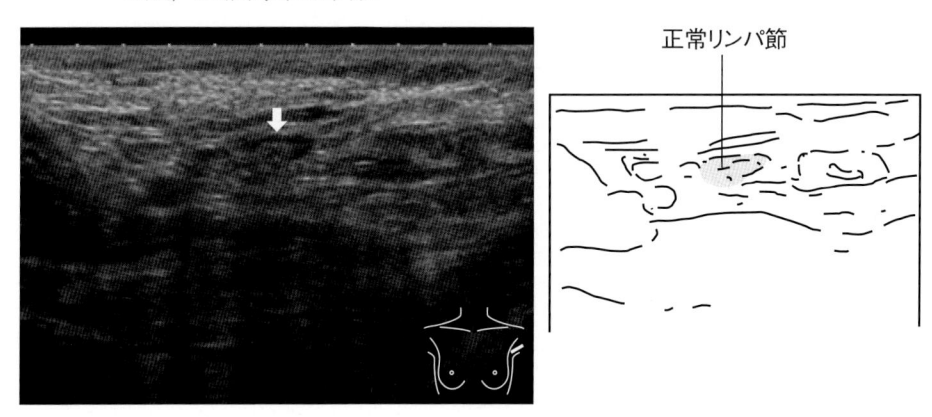

　　　　　　　　　　　　　　　　　　　　　　　　正常リンパ節

・左腋窩部には輝度の高いリンパ門と周囲に低エコー帯がみられる像が腋窩部正常リンパ節である（矢印）．

いっぷく

・リンパ節
　正常リンパ節は直径1〜3cmの楕円体でリンパ節内には多種のリンパ球がある．リンパ節の皮質表面には輸入リンパ管があり，リンパ液はこれより直接流入し，被膜下の辺縁洞，梁柱，髄洞を経てリンパ門にある輸出リンパ管からリンパ節外へ流出する．超音波による正常リンパ節の描出は，周囲組織とのエコーレベルに差がないため意識しないと指摘は困難であることが多い．

・症例　腋窩部リンパ節腫大 axillary adenopathy
　　　　61歳，右腋窩部．右乳癌．

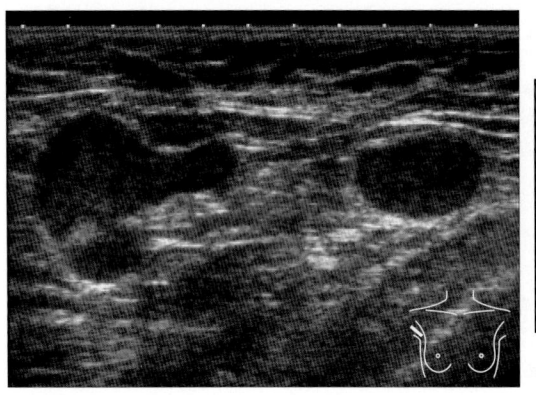

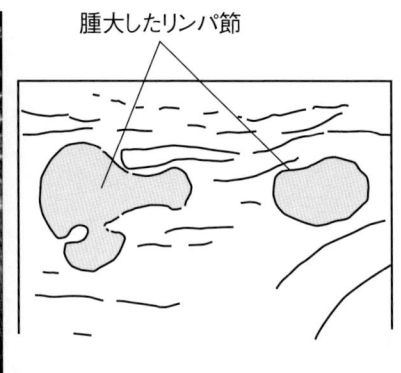

・右腋窩部に腫大したリンパ節が円形，楕円形の低エコー腫瘤としてみられる．乳腺エコーで右側に悪性を疑う腫瘤がみられたため腋窩部を走査して指摘されたものである．右乳癌による腋窩部リンパ節転移の症例である．

・症例　腋窩部リンパ節腫大 axillary adenopathy
　　　　53歳，左腋窩部．左乳癌．

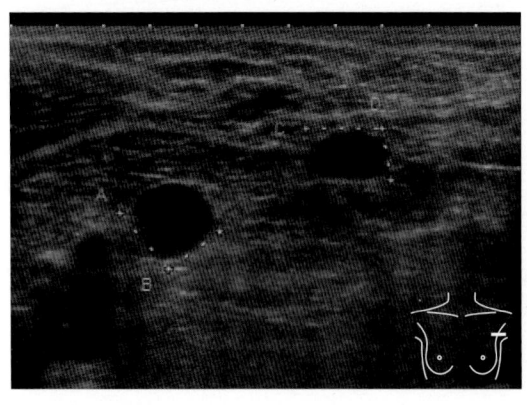

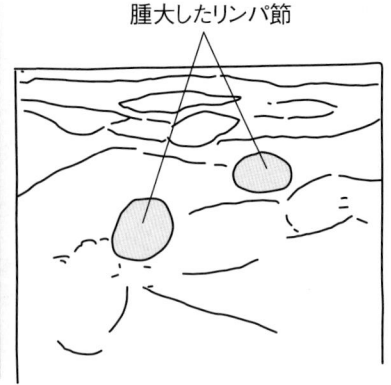

・左腋窩部には円形を示す低エコー腫瘤が2箇所にみられる．左側乳房に腫瘤がみられたため腋窩部を走査して得られたもので，左乳癌によるリンパ節転移であった．

・症例　腋窩部リンパ節腫大　axillary adenopathy

　　　76歳，左腋窩部．左乳房悪性リンパ腫．

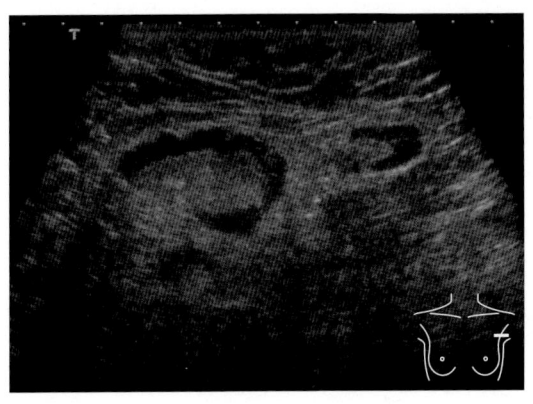

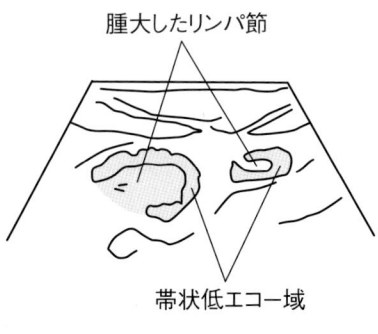

・左乳房には大きな低エコー腫瘤がみられたため，腋窩部を走査したものである．帯状低エコー域を示す内部のエコーレベルは高く，通常みられるリンパ節腫大の像は示さなかった．本例は左乳房に悪性リンパ腫が認められた（p.117の症例）．

・症例　鎖骨上リンパ節腫大　supraclavicular adenopathy

　　　48歳，鎖骨上部．左乳癌．

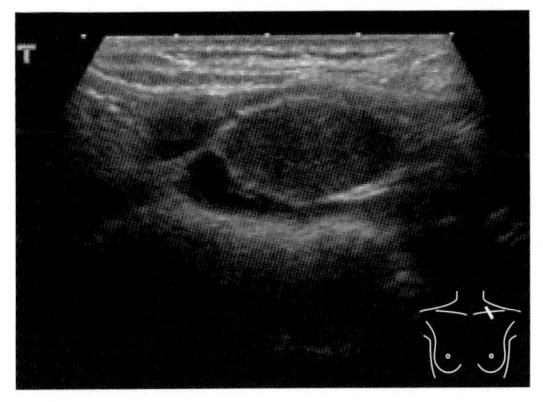

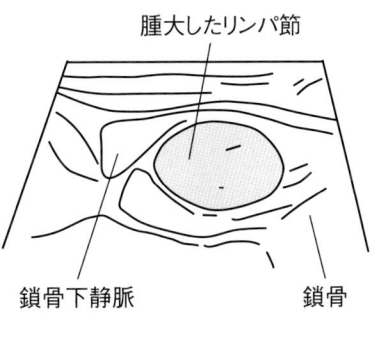

・左鎖骨部の縦断像である．皮膚近傍の鎖骨短軸像からは音響陰影がみられる．これに接し約5×10mm大の内部エコー均質，形状円形な低エコー腫瘤が腫大したリンパ節である．左乳癌が認められた症例である．

131

傍胸骨の横断面からみるリンパ節

超音波で傍胸骨リンパ節をみるには次の解剖図が参考になる．このリンパ節は胸骨外縁の肋軟骨後方で胸膜外を縦走する内胸動脈・静脈の近傍internal mammary areaに存在する．図は傍胸骨の横断面を示す．

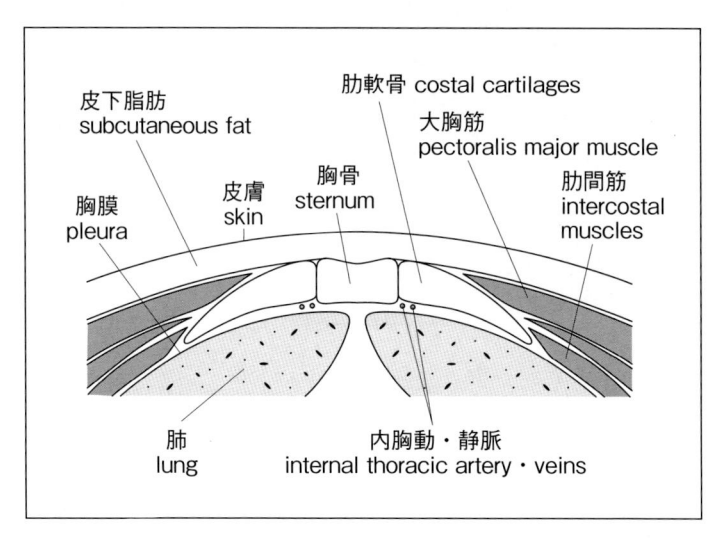

傍胸骨の横断面

傍胸骨の走査と正常像およびポイント

・**走査・正常像・ポイント**
　傍胸骨の走査と正常像およびポイントについて示す．

横断走査

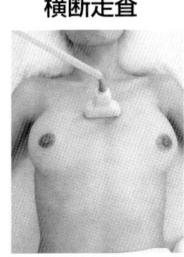

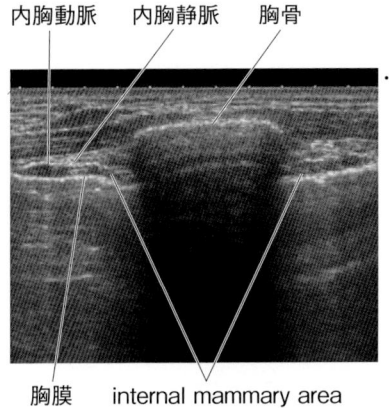

内胸動脈　内胸静脈　胸骨

胸膜　internal mammary area

- 傍胸骨リンパ節の注目部位
左右の傍胸骨リンパ節の観察は，探触子を胸骨中心部，肋間に横断走査すると内胸動静脈が小さな円形の低エコー像としてみられる．この部位を目安に限局性低エコー域の開大（厚さ）に注目する．

右縦断走査

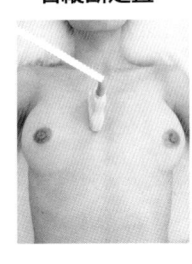

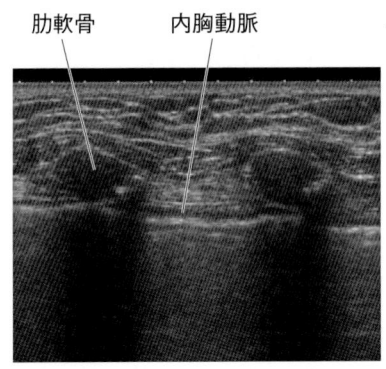

肋軟骨　内胸動脈

- 右傍胸骨リンパ節の注目部位
右傍胸骨リンパ節の縦断走査は，横断走査で観察された低エコー域internal mammary areaを同定し90度回転することで肋軟骨背側，胸膜上方に細長い低エコー域としてみられる．腫大したリンパ節は，内胸動静脈の位相とは厳密には異なるがほぼ同部位に左右差の異なる限局性低エコー像として認識される．

左縦断走査

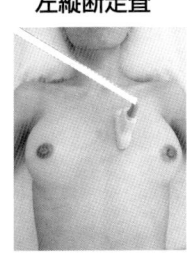

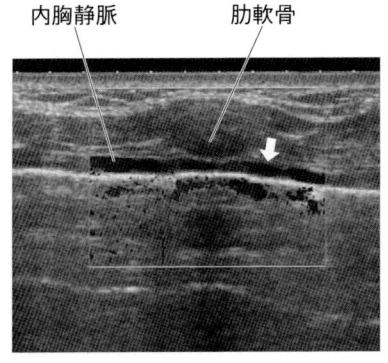

内胸静脈　肋軟骨

- 左傍胸骨リンパ節の注目部位
左傍胸骨リンパ節の観察は，右縦断走査で述べたことを左側でも行えばよい．ここでは内胸動静脈の走行が管腔の低エコー像として描出されるのでこれについてカラードプラで血管であることを確認した像を示す（矢印）．

傍胸骨リンパ節腫大のチェックポイント

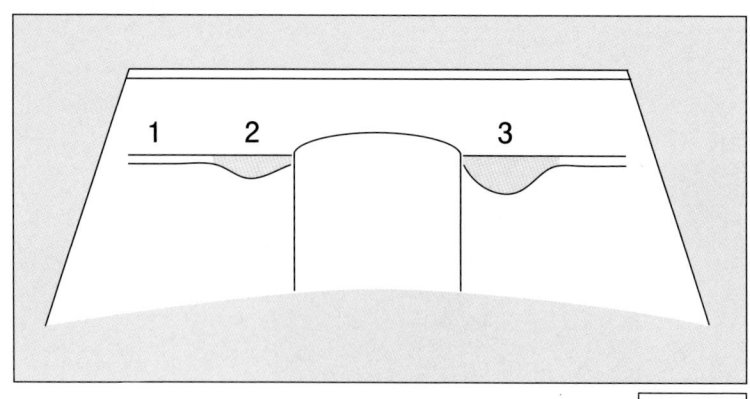

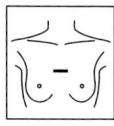

1. internal mammary area 開大の有無
正常では肋骨の背側に2~3mm厚の低エコー像としてみられる．これより厚いか否かを観察する．
- 探触子と皮膚との接触が悪いときの画像の読みに注意する．
- internal mammary areaの開大と内胸動静脈との鑑別にカラードプラがよい．血流信号がみられない場合，傍胸骨リンパ節腫大が疑われる．

2. 紡錘状の開大
低エコー像を示すinternal mammary areaが紡錘状の限局性開大を示す．
- リンパ節転移も否定できないことから経過観察が必要である．

3. 卵円形の開大
低エコー像を示すinternal mammary areaが卵円形の限局した腫瘤像を示す．

傍胸骨リンパ節腫大 parasternal adenopathy
腫大したリンパ節は，internal mammary areaの限局性開大を示すことから，乳癌と関連づけリンパ節転移をみることができる．正常リンパ節では開大はみられない．超音波では横断走査で第1から第4肋間の胸骨縁胸膜側に紡錘形または卵円形の像を示す．これが傍胸骨リンパ節腫大である．

・症例　傍胸骨リンパ節腫大 parasternal adenopathy

48歳，左傍胸骨，左乳癌．

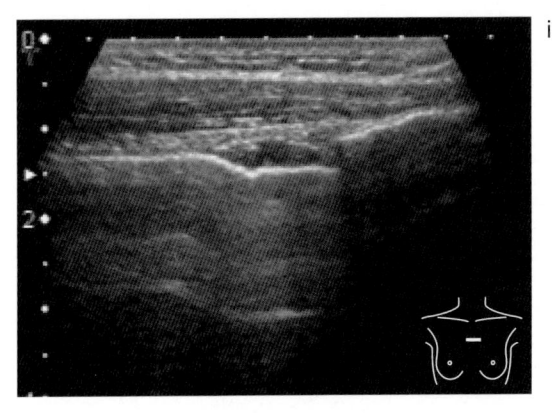

右傍胸骨（健側）

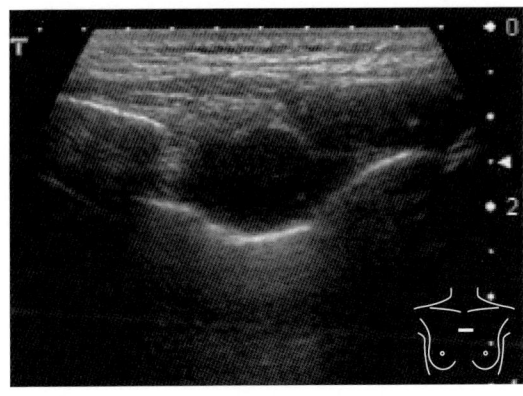

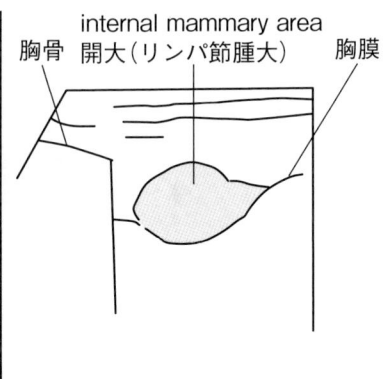

左傍胸骨（患側）

・傍胸骨の左右横断像でリンパ節腫大をみたものである．上図では右傍胸骨に明らかなリンパ節腫大は認められない．下図は左傍胸骨をみたものである．卵円形の腫大を示す低エコー腫瘤がみられる．本例により傍胸骨リンパ節腫大と腫大のないinternal mammary areaとの関係を知ることができる．左乳癌による傍胸骨リンパ節転移であった．

参考文献

1) 杉山　髙. 体表エコーの実践. 医療科学社, 1993.
2) マンモグラフィガイドライン委員会乳房撮影委員会・編. マンモグラフィ ガイドライン(第2版). 医学書院, 2004.
3) 杉山　髙. 表在エコーの実学―乳腺・甲状腺・その他―. 医療科学社, 2008.
4) 日本乳癌学会・編. 臨床・病理　乳癌取扱い規約(第15版). 金原出版, 2004.

索　引

【欧文】

compressibility ………………… 12
dimpling sign ………………… 82
dynamic test ………………… 12
internal mammary area ……… 134
mobility ………………………… 12
mottled pattern ……………… 82
"m" の字走査 ………………… 10
Paget 病 ……………………… 101
PI 値 …………………………… 78
RI 値 …………………………… 78

【あ】

悪性リンパ腫 ………………… 117
アポクリン癌 ………………… 116
腋窩周辺のリンパ節 ………… 126
腋窩動脈 ……………………… 78
腋窩部リンパ節腫大 ………… 128
液面形成 ……………………… 44
エコーゼリー ………………… 9
エコーレベル ………………… 40
円形 …………………………… 28
炎症性偽腫瘍 ………………… 92
炎症性乳癌 …………………… 117
遠心走査 ……………………… 12
横断走査 ……………………… 18
音響陰影 ……………………… 24
音響的所見 …………………… 46
音響レンズ …………………… 3
思いえがく像 ………………… 39

【か】

外陰部 ………………………… 17
外側胸静脈 …………………… 78
外側陰影 ………………… 27, 48
外側胸動脈 …………………… 78
回転走査 ……………………… 13
拡大率 ………………………… 7
隔壁エコー …………………… 26
過誤腫 ………………………… 93
画像記録 ……………………… 8
カテゴリー …………………… 58
かど …………………………… 29
眼窩部 ………………………… 17
管状構造物 …………………… 52
求心走査 ……………………… 12
頬部 …………………………… 17
境界 ……………………… 27, 32
境界の性状 …………………… 34
境界部 ………………………… 32
境界部高エコー像 …………… 32
境界不明瞭 …………………… 34
境界明瞭粗糙 ………………… 34
境界明瞭平滑 ………………… 34
胸筋下リンパ節 ……………… 126
胸筋間リンパ節 ……………… 126
胸筋リンパ節 ………………… 126
胸肩峰動脈 …………………… 78
胸骨 …………………………… 132
胸骨ライン …………………… 16

137

胸壁ライン	16	鎖骨下リンパ節	126
胸膜	70, 132	鎖骨上リンパ節	126
胸膜腫瘍	77	鎖骨上リンパ節腫大	131
巨大線維腺腫	88	鎖骨部リンパ節腫大	128
均質（均一）	23, 38	三角筋部	17
筋上皮細胞	63	膝窩部	17
クーパー靭帯	65	脂肪壊死	57
クーパー靭帯の肥厚	53	脂肪織炎	57
くびれ	29	脂肪腫	94
形状	28	脂肪腫について	94
ゲイン	5	縦横比	50
肩甲下リンパ節	126	充実性パターン	22
検査の心得	119	充実腺管癌	102, 106
減弱	46	縦断走査	20
高エコー	24	周辺	27, 32
高エコー域	22	終末乳管	63, 98
高エコースポット	42	術後乳腺腫瘤	84
高エコーレベル	41	授乳中	71
硬化性腺症	57	腫瘍型	120, 121
硬癌	102, 108	腫瘤の形状	28
広狭不整	99, 120	消失	46
後大腿部	17	小嚢胞多発型	120
構築の乱れ	53, 121	小葉	62
後頭部	17	上腕リンパ節	126
後方エコー	27	女性化乳房	81
後方乳腺境界線の断裂	52	女性化乳房症	96
後面エコー	27	シリコン	57
極低エコーレベル	41	浸潤性小葉癌	98, 103, 110
混合性パターン	26	浸潤性乳管癌	98
コンベックス型探触子	2	身体の名称	17
【さ】		振動子	3
臍部	17	随伴所見	52
鎖骨下動脈	78	髄様癌	103, 114

整合層	3	内部エコー	27, 38
セクタ型探触子	2	肉芽腫	57, 93
線維腺腫	81, 88	乳管	62
浅在筋膜深層	65	乳癌	115
浅在筋膜浅層	65	乳管拡張	80
前方乳腺境界線の断裂	52	乳管拡張型	120
前面エコー	27	乳管癌	116
増強	46	乳管内乳頭腫	81, 85
側面エコー	27	乳管洞	62
鼠径部	17	乳管の拡張	120
粗大	42	乳癌の診断と治療	117

【た】

		乳管壁の肥厚	120
大胸筋	126, 132	乳腺	62, 65
大腿部	17	乳腺炎	91
ダイナミックレンジ	4	乳腺境界線	36
楕円形	28	乳腺後方境界線	36
多角形	28	乳腺疾患	56, 57
多発小嚢胞像	120	乳腺腫瘍の組織学的分類	100
男性乳癌	103, 119	乳腺症	80
地図状低エコー	121	乳腺上皮細胞	63
中心リンパ節	126	乳腺前方境界線	36
陳旧性線維腺腫	57	乳腺堤	64
低エコー域	22	乳腺内の低エコー域	121
低エコーレベル	41	乳腺嚢胞	80, 86
点状	42	乳腺膿瘍	80
点状高エコー	99	乳腺の発生	64
臀部	17	乳腺の変化	63
等エコーレベル	41	乳頭	69
動態検査	12	乳頭腫	57
特殊型	101	乳頭腺管癌	102, 104

【な】

		乳房	62
内胸静脈	78	乳房異物	95
内胸動脈	78	乳房腫瘤の表示	15

139

乳房の血管	78		分葉形	28
乳房領域	14		辺縁	27, 32
乳癌	92		扁平低エコー型	120
乳輪	62		傍胸骨リンパ節腫大	134
乳輪部	68		放射状走査	21
粘液癌	103, 112		紡錘状の開大	134
嚢胞	44		豊満乳房	70

【は】

嚢胞性パターン	25		【ま】	
嚢胞内腫瘍型	120, 121		埋没乳頭	69
嚢胞内乳頭腫	81, 85		まだら状	121

バッキング材	3		末梢血管抵抗	78
パルスドプラ法	78		右鎖骨中央ライン	16
ハロー	23, 32		右側胸骨ライン	16
瘢痕	57		右乳房ライン	16
斑状	121		右傍胸骨ライン	16
ハンドメーキング検査	131		見張りリンパ節	128
皮下脂肪	65, 132		ミルクライン	64
微細エコー	25		無エコー域	25
微細点状	42		無エコーレベル	41
非浸潤癌	122		モニタの調整	6

【や】

非浸潤性小葉癌	98, 125		葉状腫瘍	81, 90
非浸潤性乳管癌	98, 122		腰部	17

【ら】

腓腹部	17		卵円形の開大	134
皮膚の肥厚	53		リニア型探触子	2
評価困難	34		輪郭	27
豹紋状	121		リンパ節	53, 129
フォーカス	6		肋軟骨	76, 132
不均質（不均一）	24, 38		肋間筋	132
副乳	64		肋間静脈	78
浮腫	52		肋骨	70
不整形	28		ロッテルリンパ節	126
不変	46			

杉山　髙（すぎやま　こう）
所属　浜松南病院　画像診断部　顧問
2006年ケアネットテレビによる「"の"字2回走査法で出来る超音波手技大原則」にて腹部全臓器と乳腺・甲状腺の走査法について動画で全11回に収録．テレビ放送後4巻のDVDをリリース．著書に『腹部エコーの実学』『表在エコーの実学』『ひと目でわかる　腹部・消化管エコー　実践編』（ともに医療科学社）などがある．診療放射線技師，第1種放射線取扱主任者．日本超音波医学会会員．

ひと目でわかる
乳腺エコー

2011年10月6日　第一版　第1刷 発行

著　者　杉山　髙 ©
発行人　古屋敷　信一
発行所　株式会社 医療科学社
　　　　〒113-0033　東京都文京区本郷3－11－9
　　　　TEL 03 (3818) 9821　　FAX 03 (3818) 9371
　　　　ホームページ　http://www.iryokagaku.co.jp
　　　　郵便振替　00170-7-656570

ISBN978-4-86003-420-7　　　　（乱丁・落丁はお取り替えいたします）

本書の複製権・翻訳権・上映権・譲渡権・公衆送信権（送信可能化権を含む）は（株）医療科学社が保有します．

JCOPY ＜(社)出版者著作権管理機構 委託出版物＞

本書の無断複写は著作権法上での例外を除き，禁じられています．複写される場合は，そのつど事前に（社）出版者著作権管理機構（電話 03-3513-6969，FAX 03-3513-6979，e-mail: info@jcopy.or.jp）の許諾を得てください．

乳腺エコー・マンモグラフィの豊富な症例（写真730点，図版230点余）

表在エコーの実学
―― 乳腺・甲状腺・その他 ――

著者：杉山　髙（浜松南病院画像診断部顧問）

表在エコーの決定版！

乳腺・甲状腺をはじめとする表在エコー検査の基本走査と正常像を解説。さらに疾患のチェックポイントを模式図で表し，そのエビデンスを症例呈示してカテゴリー評価を行った。また，マンモグラフィもエコー像と見開きで示し，両者の理解が得られるように構成。

〈主要目次〉
表在超音波検査／乳腺エコーの基礎／乳腺／乳房エックス線撮影／乳癌の所属リンパ節／甲状腺／上皮小体／唾液腺／頸部リンパ節／腹壁，皮膚／肋骨／アキレス腱

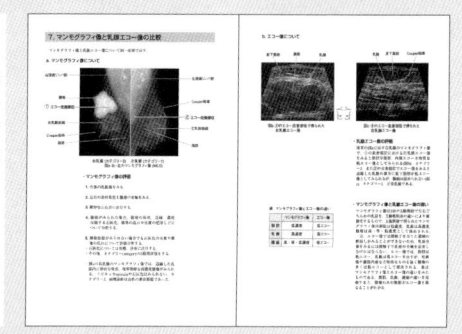

● B5判 308頁　　● 定価（本体7,000円＋税）　　● ISBN 978-4-86003-385-9

著者が第一線で超音波検査に携わった
経験を基に著した腹部超音波検査の決定版

腹部エコーの実学

著者：杉山　髙（浜松南病院画像診断部顧問），秋山　敏一（藤枝市立総合病院）

日常診療に不可欠な腹部超音波の基礎，臨床解剖，走査法，正常像，疾患のチェックポイントを中心に，読影に役立つ豊富な症例を見開きで構成。症例にはシェーマ図で解説，必要な箇所にはCTなどの裏付けを呈示し，一貫したレイアウトで理解に役立つ。

●写真1,200点余　●図版300点余

〈主要目次〉
総　論　超音波／超音波診断
臨床編　肝／胆嚢／胆管／膵／脾／消化管／回盲部／ヘルニア／腎／副腎・後腹膜／膀胱・前立腺／子宮・卵巣／リンパ節／腹部大動脈・下大静脈／腹膜腔／肺／腹壁

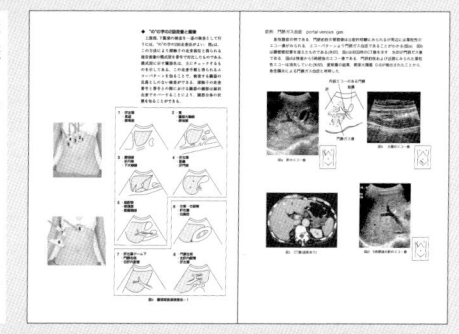

● B5判 444頁　　● 定価（本体8,500円＋税）　　● ISBN 4-86003-333-7

医療科学社

〒113-0033　東京都文京区本郷3丁目11-9
TEL 03-3818-9821　FAX 03-3818-9371　郵便振替 00170-7-656570
ホームページ　http://www.iryokagaku.co.jp

●本書のお求めは　●もよりの書店にお申し込み下さい。
●弊社へ直接お申し込みの場合は，電話，FAX，ハガキ，ホームページの注文欄でお受けします（送料300円）。
●本の内容はホームページでご覧いただけます

ひと目でわかる
腹部・消化管エコー
実習テキスト
『基礎編』

著者：杉山　髙

超音波検査の手軽さとリアルタイム性，無侵襲性，豊富な情報量は，CTやMRといった他の検査をも凌駕する。その超音波検査の威力を知る実習用テキストとして，必要最低限の知識と方法をまとめた。基本走査と正常像を中心に走査部位と解剖図を対比し，得られたエコー像は大きく見やすいものとし模式図を加える基本構成とした。『ひと目でわかる腹部・消化管エコー／実践編』と相補する『基礎編』として同時刊行。

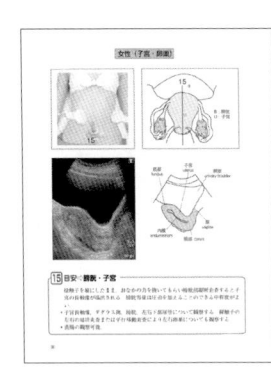

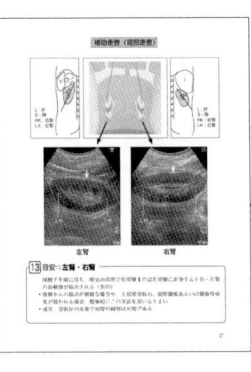

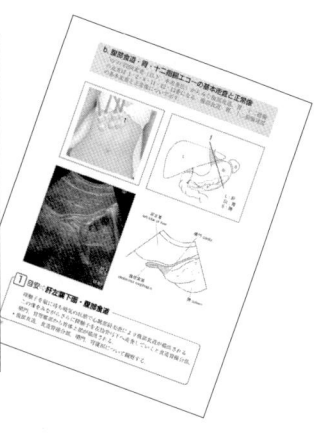

〈主要目次〉
腹部エコー　　超音波検査の基礎的なこと／腹部エコーの基本走査と正常像
消化管エコー　消化管エコーの基礎／消化管エコーの基本走査と正常像（頸部食道エコーの基本走査と正常像，腹部食道・胃・十二指腸エコーの基本走査と基本像，小腸エコーの基本走査と正常像，大腸エコーの基本走査と正常像，虫垂エコーの基本走査と正常像，他）

◆ A5判 70頁　◆ 定価（本体1,500円＋税）　◆ ISBN 978-4-86003-398-9

医療科学社　〒113-0033　東京都文京区本郷 3-11-9　TEL 03-3818-9821
　　　　　　　http://www.iryokagaku.co.jp　　　　　FAX 03-3818-9371

本の内容はホームページでご覧いただけます

ひと目でわかる
腹部・消化管エコー
『実践編』

著者：杉山 髙

規則性，再現性，簡便性に優れた「"の"の字2回走査」による16画像の習熟で，腹部全臓器の検査を完結させるコンパクトサイズ版。最初に各臓器について必要な事柄と正常例を呈示し，病変の見方や描出の方法について解説。次に「疾患のチェックポイント」で，どのようなエコー像を異常例として読影するのかを模式図にて示す。患者数が年々増加の傾向にある炎症性腸疾患・感染性腸炎などの項目が加わり，より『実践編』として内容を増幅させた。

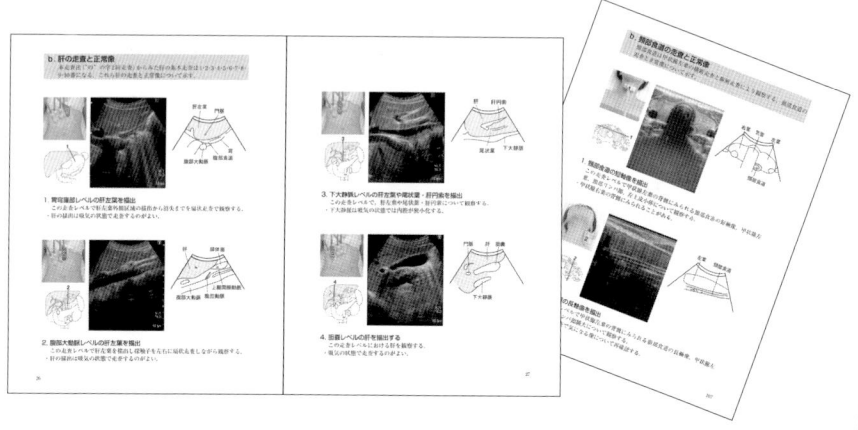

肝，胆嚢，胆管，膵，脾，腎，膀胱，子宮・卵巣，前立腺，腹部大動脈・下大静脈，FAST 消化管エコーの基礎，食道，胃，小腸，虫垂，大腸，炎症性腸疾患・感染性腸炎

◆ A5判 168頁　◆ 定価（本体 3,500 円＋税）　◆ ISBN 978-4-86003-393-4

医療科学社　〒113-0033　東京都文京区本郷 3-11-9　TEL 03-3818-9821
http://www.iryokagaku.co.jp　FAX 03-3818-9371

本の内容はホームページでご覧いただけます